国家执业药师资格考试
药学专业知识(一)押题秘卷

《药学专业知识(一)押题秘卷》编委会 编

中国中医药出版社
·北 京·

图书在版编目（CIP）数据

药学专业知识(一)押题秘卷/《药学专业知识（一）押题秘卷》编委会编．—北京：中国中医药出版社，2019.1

（执业药师资格考试通关系列）

ISBN 978-7-5132-5276-8

Ⅰ.①药…　Ⅱ.①药…　Ⅲ.①药物学－资格考试－习题集　Ⅳ.①R9-44

中国版本图书馆 CIP 数据核字（2018）第 236431 号

中国中医药出版社出版

北京市朝阳区北三环东路 28 号易亨大厦 16 层
邮政编码　100013
传真　010-64405750
山东临沂新华印刷物流集团有限责任公司印刷
各地新华书店经销

开本 787×1092　1/16　印张 6.25　字数 134 千字
2019 年 1 月第 1 版　2019 年 1 月第 1 次印刷
书号　ISBN 978-7-5132-5276-8
定价　49.00 元
网址　www.cptcm.com

答 疑 热 线　010-86464504

购 书 热 线　010-89535836

维 权 打 假　010-64405753

微信服务号　zgzyycbs

微商城网址　https://kdt.im/LIdUGr

官 方 微 博　http://e.weibo.com/cptcm

天猫旗舰店网址　https://zgzyycbs.tmall.com

如有印装质量问题请与本社出版部联系(010-64405510)
版权专有　侵权必究

使用说明

为进一步贯彻国家人力资源和社会保障部、国家药品监督管理局关于执业药师资格考试的有关精神，进一步落实执业药师资格考试的目标要求，帮助考生顺利通过考试，我们组织高等医药及中医药院校相关学科的优秀教师团队，依据国家执业药师资格认证中心2015年2月最新颁布的考试大纲及2018年4月对药事管理与法规科目大纲部分调整内容编写了相应的《执业药师资格考试通关系列丛书》。

本书含6套标准试卷，按照最新版大纲调整后的各学科知识点及新增题型要求（C型题）编写，根据历年真卷筛选出易考易错题，通过对历年真卷考点分布的严格测算进行设计，力求让考生感受最真实的执业药师资格考试命题环境，使考生在备考时和临考前能够全面了解自身对知识的掌握情况，做到查缺补漏、有的放矢。同时供考生考前自测，通过6套试卷的练习熟悉考试形式、掌握考试节奏、适应考试题量、巩固薄弱环节，确保考试顺利通过。

目 录

■ 药学专业知识（一）押题秘卷（一）（共12页）

■ 药学专业知识（一）押题秘卷（二）（共12页）

■ 药学专业知识（一）押题秘卷（三）（共12页）

■ 药学专业知识（一）押题秘卷（四）（共13页）

■ 药学专业知识（一）押题秘卷（五）（共12页）

■ 药学专业知识（一）押题秘卷（六）（共12页）

试卷标识码:

国家执业药师资格考试

药学专业知识（一）
押题秘卷（一）

考生姓名：_____

准考证号：_____

考　　点：_____

考　场　号：_____

一、A 型题（单句型最佳选择题）

答题说明

以下每一道考题下面有 A、B、C、D、E 五个备选答案。请从中选择一个最佳答案。

1. 葡萄糖的主要转运方式
   A. 属于简单扩散
   B. 属于被动转运
   C. 属于主动转运
   D. 属于滤过
   E. 需要特殊的载体

2. 治疗指数是指
   A. LD_{50}/ED_{99}
   B. LD_5/ED_{95}
   C. LD_5/ED_{99}
   D. LD_1/ED_{95}
   E. LD_{50}/ED_{50}

3. 药物的内在活性是指
   A. 药物穿透生物膜的能力
   B. 药物脂溶性的强弱
   C. 药物水溶性的大小
   D. 药物与受体亲和力的高低
   E. 药物与受体结合后,激动受体产生效应的能力

4. 下面有关药物血浆半衰期的叙述,不正确的是
   A. 血浆半衰期是血浆药物浓度下降一半的时间
   B. 血浆半衰期的大小能反映体内药量的消除速度
   C. 一次给药后,经过 5 个 $t_{1/2}$ 体内药量已基本消除
   D. 可依据 $t_{1/2}$ 大小调节或决定给药的间隔时间
   E. 一级代谢动力学血浆药物半衰期与原血药浓度有关

5. 关于剂型的分类,下列叙述错误的是
   A. 溶胶剂为液体剂型
   B. 颗粒剂为固体剂型
   C. 栓剂为半固体剂型
   D. 气雾剂为气体分散型
   E. 注射剂为液体剂型

6. 影响散剂混合质量的因素不正确的是
   A. 组分的比例
   B. 组分的密度
   C. 组分的色泽
   D. 含液体或易吸湿性组分
   E. 组分的吸附性与带电性

7. 对于热敏性物料的粉碎常采用的工具是
   A. 研钵
   B. 胶体磨
   C. 球磨机
   D. 流能磨
   E. 冲击式粉碎机

8. 有很强的黏合力,可用来增加片剂的硬度,但吸湿性较强的附加剂是
   A. 淀粉
   B. 糖粉
   C. 药用碳酸钙
   D. 羟丙基甲基纤维
   E. 糊精

9. 包糖衣时包隔离层的主要材料是
   A. 糖浆和滑石粉
   B. 稍稀的糖浆
   C. 食用色素
   D. 川蜡

E. 10% CAP 乙醇溶液

10. 普通片剂的崩解时限要求为
    A. 15 分钟
    B. 30 分钟
    C. 45 分钟
    D. 60 分钟
    E. 120 分钟

11. 造成裂片和顶裂的原因错误的是
    A. 压力分布的不均匀
    B. 颗粒中细粉太多
    C. 颗粒过干
    D. 弹性复原率大
    E. 硬度不够

12. 最适合作片剂崩解剂的是
    A. 羟丙基甲基纤维素
    B. 硫酸钙
    C. 微粉硅胶
    D. 低取代羟丙基纤维素
    E. 甲基纤维素

13. 下列全部为片剂中常用的填充剂的是
    A. 淀粉、糖粉、交联聚维酮
    B. 淀粉、羧甲基淀粉钠、羟丙基甲基纤维素
    C. 低取代羟丙基纤维素、糖粉、糊精
    D. 淀粉、糖粉、微晶纤维素
    E. 硫酸钙、微晶纤维素、聚乙二醇

14. 以下不是胃溶型薄膜衣材料的是
    A. HPMC
    B. HPC
    C. Eudragit E
    D. PVA
    E. PVP

15. 不适宜制成软胶囊的药物是
    A. 维生素 E 油液
    B. 牡荆油
    C. 维生素 AD 乳状液
    D. 复合维生素油混悬液
    E. 维生素 A 油液

16. 以水溶性基质制备滴丸时应选用的冷凝液是
    A. 水与醇的混合液
    B. 乙醇与甘油的混合液
    C. 液体石蜡
    D. 液体石蜡与乙醇的混合液
    E. 以上都不行

17. 下列属于栓剂水溶性基质的是
    A. 可可豆脂
    B. 甘油明胶
    C. 硬脂酸丙二醇酯
    D. 半合成脂肪酸甘油酯
    E. 羊毛脂

18. 全身作用的栓剂在应用时塞入距肛门口的距离最适宜约为
    A. 2cm
    B. 4cm
    C. 6cm
    D. 8cm
    E. 10cm

19. 下列关于局部作用的栓剂叙述错误的是
    A. 痔疮栓是局部作用的栓剂
    B. 局部作用的栓剂,药物通常不吸收,应选择融化或溶解、释药速度慢的栓剂基质
    C. 水溶性基质制成的栓剂因腔道中的液体量有限,使其溶解速度受限,释放药物缓慢
    D. 脂肪性基质较水溶性基质更有利于发挥局部药效
    E. 甘油明胶基质常用于起局部杀虫、抗菌的阴道栓基质

20. 一级动力学的特点,不正确的是
   A. 血中药物转运或消除速率与血中药物浓度成正比
   B. 药物半衰期与血药浓度无关,是恒定值
   C. 常称为恒比消除
   D. 绝大多数药物都按一级动力学消除
   E. 少部分药物按一级动力学消除

21. 常用于W/O型乳剂基质的乳化剂是
   A. 司盘类
   B. 吐温类
   C. 月桂醇硫酸钠
   D. 平平加O
   E. 乳化剂OP

22. 可作为气雾剂的抛射剂的是
   A. 氟氯烷烃类
   B. 氮酮
   C. 卡波姆
   D. 泊洛沙姆
   E. 聚维酮

23. 注射剂容器的处理方法是
   A. 检查→切割→圆口→安瓿的洗涤→干燥或灭菌
   B. 检查→圆口→切割→安瓿的洗涤→干燥或灭菌
   C. 检查→安瓿的洗涤→切割→圆口→干燥或灭菌
   D. 检查→圆口→检查→安瓿的洗涤→干燥或灭菌
   E. 检查→圆口→安瓿的洗涤→检查→干燥或灭菌

24. 阿莫西林的化学结构式为
   A. [structure]
   B. [structure]
   C. [structure]
   D. [structure]
   E. [structure]

25. 《中国药典》将生物制品列入
   A. 第一部
   B. 第二部
   C. 第三部
   D. 第一部附录
   E. 第二部附录

26. 药物分析中,常用信噪比确定定量限,定量限确定的信噪比一般为
   A. 9∶1
   B. 8∶1
   C. 10∶1
   D. 7∶1
   E. 5∶1

27. 测定溶液的pH值时,用作指示电极的为
   A. 玻璃电极
   B. 甘汞电极
   C. 石墨电极
   D. 铜电极
   E. 氢电极

28. 用盐酸滴定液(0.1000mol/L)滴定20.00mL的氨水(0.1000mol/L)可用的指

示剂是
A. 酚红
B. 酚酞
C. 百里酚酞
D. 溴甲酚绿
E. 溴百里酚蓝

29. 中红外光波长范围是
A. 0.005~10nm
B. 10~400nm
C. 400~760nm
D. 2.5~25μm
E. 1000μm~300cm

30. 下列关于薄层色谱法点样的说法错误的是
A. 样点直径以2~4mm为宜
B. 点间距离为2~3cm
C. 点样基线距离底边2.0cm
D. 点样时切勿损伤薄层板表面
E. 点间距离可视斑点扩散情况以不影响检出为宜

31. 可作为体内药物浓度可靠指标的是
A. 尿药浓度
B. 血清药物浓度
C. 血浆药物浓度
D. 唾液药物浓度
E. 肌肉药物浓度

32. 《中国药典》重金属检查法中,对能溶于碱性水溶液而难溶于稀酸或在稀酸中即生成沉淀的药物检查,采用
A. 第一法
B. 第二法
C. 第三法
D. 第四法
E. 硫代乙酰胺法

33. 若炽灼残渣留作重金属检查时,炽灼温度应控制在
A. 350℃
B. 450℃
C. 500℃以上
D. 500℃~600℃
E. 700℃~800℃

34. 阿司匹林应检查的特殊杂质是
A. 游离苯甲酸
B. 游离苯酚
C. 游离水杨醛
D. 游离水杨酸
E. 炽灼残渣

35. 银量法测定苯巴比妥的含量,溶解药物所用的溶剂为
A. 丙酮
B. 冰醋酸
C. 乙醚
D. 甲醇
E. N,N-二甲基甲酰胺

36. 鉴别异烟肼,《中国药典》采用的方法是
A. 与氨制硝酸银试液的反应
B. 与三氯化铁反应
C. 重氮化-偶合反应
D. 水解反应
E. 与亚硝基铁氰化钠的反应

37. 非水溶液滴定法测定硫酸奎宁原料药的含量,1摩尔硫酸奎宁可消耗高氯酸的摩尔数为
A. 1
B. 2
C. 3
D. 4
E. 5

38. 硫酸奎宁中其他金鸡纳碱检查采用的方

法是
A. PC
B. GC
C. HPLC
D. TLC
E. UV

39. 下列术语中不与红外分光光度法相关的是
A. 特征峰
B. 自旋
C. 特征区
D. 指纹区
E. 相关峰

40. 色谱法用于定量的参数是
A. 峰面积
B. 保留时间
C. 保留体积
D. 峰宽
E. 死时间

二、B型题（标准配伍题）

答题说明

以下提供若干组考题,每组考题共用在考题前列出的A、B、C、D、E五个备选答案。请从中选择一个与问题关系最密切的答案。某个备选答案可能被选择一次、多次或不被选择。

（41~44题共用备选答案）
A. 副作用
B. 继发反应
C. 后遗反应
D. 停药反应
E. 变态反应

41. 患者因失眠睡前服用苯巴比妥钠100mg,第二天上午呈现宿醉现象,这属于
42. 患者因肺炎需注射青霉素,结果皮试反应呈强阳性,这属于药物的
43. 长期使用四环素等药物患者发生口腔鹅口疮属于
44. 与药物的治疗目的无关且难以避免的是

（45~47题共用备选答案）
A. 临床常用的有效剂量
B. 安全用药的最大剂量
C. 引起50%最大效应的剂量
D. 引起等效应反应的相对剂量
E. 刚能引起药理效应的剂量

45. 半数有效量是指
46. 常用量是指
47. 极量是指

（48~49题共用备选答案）
A. 1.5~2.5g
B. ±10%
C. 1.95~2.05g
D. 百分之一
E. 千分之一

48. 《中国药典》规定"称定"时,指称取重量应准确至所取重量的
49. 取用量为"约"若干时,指该量不得超过规定量的

（50~53题共用备选答案）
A. $N = 5.54(t_R/W_{h/2})^2$
B. $R = \dfrac{2(t_{R_2} - t_{R_1})}{W_1 + W_2}$
C. $T = \dfrac{W_{0.05h}}{2d_1}$
D. $k = K(V_S/V_m)$
E. $C_X = C_R \dfrac{A_X}{A_R}$

色谱法中计算下列参数所用的公式是
50. 容量因子用
51. 拖尾因子用

52. 分离度用
53. 理论板数用

(54～57题共用备选答案)
　　A. 以中性乙醇为溶剂,酚酞作指示剂,用氢氧化钠滴定液滴定
　　B. 以中性乙醇为溶剂,甲基红作指示剂,用硫酸滴定液滴定
　　C. 以中性乙醇为溶剂,酚酞作指示剂,用氢氧化钠滴定液中和后,加入定量过量的氢氧化钠滴定液,在水浴上加热15分钟,放冷,用硫酸滴定液回滴
　　D. 以磷酸盐缓冲液为溶剂,在222nm的波长处测定吸光度,按吸收系数($E_{1cm}^{1\%}$)为449计算
　　E. 以十八烷基硅烷键合硅胶为固定相的HPLC法

按《中国药典》规定
54. 阿司匹林的含量测定方法为
55. 阿司匹林片的含量测定方法为
56. 布洛芬的含量测定方法为
57. 布洛芬片的含量测定方法为

(58～60题共用备选答案)
　　A. 一般杂质,特殊杂质
　　B. 无机杂质,有机杂质
　　C. 生产中杂质,贮藏中杂质
　　D. 普通杂质,有害杂质
　　E. 生物杂质,化学杂质
58. 杂质按结构分为
59. 杂质按是否有害分为
60. 杂质按来源分为

(61～64题共用备选答案)
　　A. <15%
　　B. 85%～115%
　　C. 80%～120%
　　D. <20%
　　E. 100%

61. 在体内药物分析中,定量下限其准确度应在真实浓度的
62. 体内药物分析中的准确度一般应在
63. 在体内药物分析中,质控样品测定结果的偏差一般应
64. 在体内药物分析中,质控样品测定结果的低浓度点偏差应

(65～67题共用备选答案)
　　A. 链霉素和异烟肼
　　B. 链霉素和磺胺嘧啶
　　C. 青霉素和链霉素
　　D. 青霉素和磺胺嘧啶
　　E. 氯霉素和丙种球蛋白
65. 联用治疗布氏杆菌感染的是
66. 联用治疗肺结核的是
67. 联用治疗细菌性心内膜炎的是

(68～71题共用备选答案)
　　A. α受体
　　B. $β_1$受体
　　C. $β_2$受体
　　D. N_2受体
　　E. N_1受体
68. 心肌上的肾上腺素受体主要是
69. 自主神经节上的受体主要是
70. 骨骼肌运动终板上的受体是
71. 支气管平滑肌上的肾上腺素受体主要是

(72～74题共用备选答案)
　　A. 用于测定液体药物的物理性质
　　B. 操作方法是不加供试品的情况下,按样品测定方法,同法操作
　　C. 操作方法是用对照品代替样品,同法操作
　　D. 用作药物的鉴别,也可反映药物的纯度
　　E. 可用于药物的鉴别、检查和含量测定
72. 熔点
73. 旋光度

74. 空白试验

（75~78题共用备选答案）
A. 沉淀滴定法
B. 亚硝酸钠滴定法
C. 溴量法
D. 铈量法
E. 非水滴定法

75. 硝苯地平的含量测定方法为
76. 盐酸利多卡因的含量测定方法为
77. 盐酸普鲁卡因的含量测定方法为
78. 苯巴比妥的含量测定方法为

（79~82题共用备选答案）
A. 与砷化氢形成色斑
B. 生成新生态的氢气
C. 除去硫化氢干扰
D. 使 $AS^{3+} \to AS^{5+}$
E. 使 $AS^{5+} \to AS^{3+}$

砷盐检查中
79. 锌和盐酸的作用是
80. 溴化汞试纸的作用是
81. 碘化钾和氯化亚锡的作用是
82. 醋酸铅棉花的作用是

（83~85题共用备选答案）
A. 反相色谱法
B. 离子交换色谱法
C. 正相色谱法
D. 离子抑制色谱法
E. 离子对色谱法

83. 流动相极性小于固定相极性的是
84. 流动相极性大于固定相极性的是
85. 调整流动相pH，抑制被测组分解离的是

三、C型题（综合分析选择题）

答题说明

以下提供若干个案例，每个案例下设若干个考题。每一道考题下面有A、B、C、D、E五个备选答案。请从中选择一个最佳答案。

（86~89题共用题干）
患者，10岁，因火灾重度烧伤，医生为其静脉注射吗啡作为镇痛药缓解患者疼痛。手术过程中医生为其静脉滴注芬太尼。手术成功后，患者注射吗啡的剂量逐渐减小，并用对乙酰氨基酚片剂替代。

86. 吗啡及合成镇痛药均具镇痛活性，是因为
A. 具有相似的疏水性
B. 具有相似的构型
C. 具有相同的药效构象
D. 具有相似的化学结构
E. 具有相似的电性性质

87. 下列具有4-苯胺基哌啶结构的镇痛药是
A. 右丙氧芬
B. 酒石酸布托啡诺
C. 盐酸曲马多
D. 枸橼酸芬太尼
E. 盐酸美沙酮

88. 下列有关注射剂特点的叙述，不正确的是
A. 药效迅速作用可靠，药物不受胃肠的影响，无首过效应
B. 适用于不能口服药物的患者
C. 适用于不宜口服的药物
D. 产生局部定位作用
E. 给药方便且安全性高

89. 治疗后期，使用对乙酰氨基酚代替吗啡对疾病进行控制的原因
A. 吗啡有致依赖性，属于管制药品
B. 吗啡的毒副作用较大
C. 吗啡属于致幻药，长期使用会出现幻觉
D. 吗啡具有致敏性，一部分人会对其过敏
E. 吗啡属于精神药品，滥用会导致精神

不振

E. 抗痛风药

(90~92题共用题干)

反应停,又名沙利度胺,是德国制药商格兰泰公司20世纪推出的一种镇静剂。由于其可以减轻怀孕女性早期出现的恶心、呕吐等症状,故推出后大受欢迎。但在短短几年内,便出现了多例服用反应停的妇女产下四肢残缺婴儿的病例。该公司迅速召回该药并公开发表道歉声明。

90. 科学研究证明,反应停出现致畸现象是由于其结构引起的,在生理pH条件下反应停有两种旋光异构体,R构型有镇静作用,S构型与致畸有关。下列哪种药物也是一种对映体有药理活性,而另一种对映体具有毒性作用
  A. 右丙氧芬
  B. 氯胺酮
  C. 奎宁
  D. 扎考必利
  E. 哌西那朵

91. 反应停的致畸作用是因为其能够通过胎盘屏障,下列不是影响药物通过胎盘的因素是
  A. 药物的脂溶性
  B. 药物的蛋白结合率
  C. 胎盘血流量
  D. 药物剂型
  E. 药物的分布特征

92. 虽然反应停具有致畸作用,但科学家并没有完全放弃它。长期研究发现其还有抗炎及免疫调节的作用,适用于风湿性免疫疾病。同为抗炎药的双氯芬酸也适用于治疗风湿性关节炎,下列对其结构描述正确的是
  A. 吡唑酮类解热镇痛药
  B. N-芳基邻氨基苯甲酸类非甾体抗炎药
  C. 芳基乙酸类非甾体抗炎药
  D. 芳基丙酸类非甾体抗炎药

(93~97题共用题干)

某患者,女,37岁,患有心内膜炎,临床表现为发热、心脏杂音等。医生为其注射两性霉素B脂质体,下为两性霉素B脂质体冻干制品处方
[处方] 两性霉素B 50mg
氢化大豆卵磷脂(HSPC) 213mg
胆固醇(Chol) 52mg
二硬脂酰磷脂酰甘油(DSPG) 84mg
α-维生素E 640mg
蔗糖 1000mg
六水琥珀酸二钠 30mg

93. 两性霉素B脂质体冻干制品处方中,充当脂质体骨架材料的是
  A. 氢化大豆卵磷脂
  B. 胆固醇
  C. 二硬脂酰磷脂酰甘油
  D. A 和 B
  E. A 和 C

94. 糖基修饰过的脂质体属于主动靶向制剂,下列制剂中也属于主动靶向制剂的为
  A. 固体分散体制剂
  B. 微型胶囊制剂
  C. 前体靶向药物
  D. 动脉栓塞制剂
  E. 环糊精包合物制剂

95. 关于脂质体相变温度的错误表述为
  A. 与磷脂的种类有关
  B. 在相变温度以上,升高温度脂质体双分子层中疏水链可从有序排列变为无序排列
  C. 相变温度以上,升高温度脂质体膜的厚度减小
  D. 相变温度以上,升高温度脂质体膜的流动性减小
  E. 不同磷脂组成的脂质体,在一定条件下可同时存在不同的相

96. 下列与氟康唑不相符的是

A. 为三唑类抗真菌药
B. 结构中含有2,4-二氟苯基
C. 均有一定的水解度
D. 口服吸收可达到90%
E. 结构中含有手性碳原子

97. 不属于冷冻干燥的异常现象的是
    A. 喷瓶
    B. 染菌
    C. 含水量偏高
    D. 颗粒不饱满
    E. 颗粒萎缩成团粒

(98~100题共用题干)
有一癌症晚期患者,近日疼痛难忍,使用中等程度的镇痛药无效,为了减轻或消除患者的痛苦。

98. 根据病情的表现,可选用
    A. 地塞米松
    B. 桂利嗪
    C. 美沙酮
    D. 对乙酰氨基酚
    E. 可待因

99. 选用治疗药物的结构特征(类型)是
    A. 甾体类
    B. 哌嗪类
    C. 氨基酮类
    D. 哌啶类
    E. 吗啡类

100. 该药还可用于
    A. 解救吗啡中毒
    B. 吸食阿片戒毒
    C. 抗炎
    D. 镇咳
    E. 感冒发烧

四、X型题（多项选择题）

答题说明

以下每一道考题下面有A、B、C、D、E五个备选答案。请从中选择二个或二个以上的正确答案。

101. 评价药物安全性的指标包括
    A. LD_{50}
    B. ED_{50}
    C. LD_{50}/ED_{50}
    D. $LD_5 \sim ED_{95}$ 间的距离
    E. $LD_{50} \sim ED_{50}$ 间的距离

102. 与药物的消除速率有关的因素包括
    A. 药物的表观分布容积
    B. 药物的半衰期
    C. 药物的生物利用度
    D. 药物与组织的亲和力
    E. 药物通过血脑屏障的能力

103. 能影响药物吸收速度与程度的因素有
    A. 环境 pH
    B. 给药途径
    C. 药物脂溶性
    D. 药物剂型
    E. 给药剂量

104. 按分散系统分类,药物剂型可分为
    A. 溶液型
    B. 胶体溶液型
    C. 固体分散型
    D. 乳剂型
    E. 混悬型

105. 混合不均匀造成片剂含量不均匀的情况有
    A. 主药量与辅料量相差悬殊时,一般不易混匀

B. 主药粒子大小与辅料相差悬殊,极易造成混合不匀
C. 粒子的形态如果比较复杂或表面粗糙,一旦混匀后易再分离
D. 当采用溶剂分散法将小剂量药物分散于大小相差较大的空白颗粒时,易造成含量均匀度不合格
E. 水溶性成分被转移到颗粒的外表面造成片剂含量不均匀

106. 影响物料干燥速率的因素有
　　 A. 提高加热空气的温度
　　 B. 降低环境湿度
　　 C. 提高空气流速
　　 D. 提高物料温度
　　 E. 改善物料分散程度

107. 下列哪组全部为片剂常用崩解剂
　　 A. 淀粉、L－HPC、HPC
　　 B. HPMC、PVP、L－HPC
　　 C. PVPP、HPC、CMS－Na
　　 D. CCNa、PVPP、CMS－Na
　　 E. 淀粉、L－HPC、CMS－NaE

108. 主要用于片剂的填充剂是
　　 A. 糖粉
　　 B. 淀粉
　　 C. 微晶纤维素
　　 D. 羧甲基淀粉钠
　　 E. 羟丙基纤维素

109. 《中国药典》中规定胶囊剂质量检查的项目有
　　 A. 外观
　　 B. 均匀度
　　 C. 水分
　　 D. 重量差异
　　 E. 崩解时限

110. 胶囊剂的特点包括
　　 A. 能掩盖药物不良嗅味,提高稳定性
　　 B. 可弥补其他剂型的不足
　　 C. 可将药物水溶液密封于软胶囊,提高生物利用度
　　 D. 可延缓药物的释放和定位释药
　　 E. 生产自动化程度较片剂高,成本低

111. 下列属于栓剂油脂性基质的是
　　 A. 可可豆脂
　　 B. 硬脂酸丙二醇酯
　　 C. 聚乙二醇类
　　 D. 半合成山苍子油酯
　　 E. Poloxamer

112. 大多数药物经代谢转化使
　　 A. 极性增加
　　 B. 极性减小
　　 C. 药理活性减弱或消失
　　 D. 药理活性增强
　　 E. 药理活性基本不变

113. 《中国药典》酸度计校正的缓冲溶液有
　　 A. 草酸盐标准缓冲液 pH1.68
　　 B. 苯二甲酸盐标准缓冲液 pH4.01
　　 C. 磷酸盐标准缓冲液 pH6.86
　　 D. 氢氧化钙标准缓冲液 pH12.45
　　 E. 硼砂标准缓冲液 pH9.18

114. 氧化还原滴定法一般包括
　　 A. 碘量法
　　 B. 间接滴定法
　　 C. 铈量法
　　 D. 亚硝酸钠法
　　 E. 直接滴定法

115. 紫外分光光度法用于含量测定的方法有
　　 A. 校正因子法
　　 B. 归一化法

C. 对照品比较法

D. 吸收系数法

E. 计算分光光度法

116. 体内药物分析常用的样品有

A. 血液

B. 尿液

C. 唾液

D. 注射液

E. 泪液

117.《中国药典》古蔡法与二乙基二硫代氨基甲酸银法检查砷盐的区别是

A. 反应瓶中加入的试剂不同

B. 显色剂不同

C. 结果比较方式不同

D. 导气管形状不同

E. 二乙基二硫代氨基甲酸银法导气管中不加醋酸铅棉花

118. 苯巴比妥的检查项目有

A. 干燥失重

B. 炽灼残渣

C. 乙醇溶液的澄清度

D. 有关物质

E. 中性或碱性物质

119.《中国药典》采用非水溶液滴定法测定含量的药物有

A. 左氧氟沙星

B. 氟康唑

C. 盐酸氯丙嗪

D. 地西泮

E. 硝苯地平

120. 硫酸奎宁的鉴别试验有

A. 在稀硫酸溶液中显蓝色荧光

B. 在稀氢氧化钠溶液中显蓝色荧光

C. 与溴试液和氨试液作用即显翠绿色

D. 加入硫酸铜试液和20%的氢氧化钠溶液,显蓝紫色

E. 加入氯化钡试液,即生成白色沉淀;分离,沉淀在盐酸和硝酸中均不溶解

参 考 答 案

1. E	2. E	3. E	4. E	5. C	6. C	7. D	8. B	9. E	10. A
11. E	12. D	13. D	14. D	15. C	16. C	17. B	18. A	19. D	20. E
21. A	22. A	23. A	24. C	25. C	26. C	27. A	28. D	29. D	30. B
31. C	32. C	33. D	34. D	35. D	36. A	37. C	38. D	39. B	40. A
41. C	42. E	43. B	44. A	45. C	46. A	47. B	48. D	49. B	50. D
51. C	52. B	53. A	54. A	55. E	56. A	57. E	58. B	59. D	60. A
61. C	62. B	63. A	64. B	65. B	66. A	67. C	68. B	69. E	70. D
71. C	72. D	73. E	74. B	75. D	76. E	77. B	78. A	79. B	80. A
81. E	82. C	83. C	84. A	85. D	86. C	87. D	88. E	89. A	90. B
91. D	92. C	93. E	94. C	95. D	96. E	97. B	98. C	99. C	100. B

101. CD　　　102. ADE　　　103. ABCD　　　104. ABCDE　　　105. ABD

106. ABCDE　　107. DE　　　108. ABC　　　109. ADE　　　110. ABD

111. ABD　　　112. AC　　　113. ABCDE　　　114. ACD　　　115. CDE

116. ABC　　　117. BCD　　　118. ABCDE　　　119. BCD　　　120. ACE

试卷标识码:

国家执业药师资格考试

药学专业知识（一）
押题秘卷（二）

考生姓名：＿＿＿＿＿＿

准考证号：＿＿＿＿＿＿

考　　点：＿＿＿＿＿＿

考 场 号：＿＿＿＿＿＿

一、A型题（单句型最佳选择题）

答题说明

以下每一道考题下面有 A、B、C、D、E 五个备选答案。请从中选择一个最佳答案。

1. 某药的量效关系曲线平行右移，说明
   A. 作用机制改变
   B. 作用受体改变
   C. 效价增加
   D. 有阻断剂存在
   E. 有激动剂存在

2. 主要用于片剂黏合剂的是
   A. 羧甲基淀粉钠
   B. 羧甲基纤维素钠
   C. 低取代羟丙基纤维素
   D. 干淀粉
   E. 微粉硅胶

3. 连续用药较长时间，药效逐渐减弱，需加大剂量才能出现药效的现象称为
   A. 耐药性
   B. 耐受性
   C. 成瘾性
   D. 习惯性
   E. 快速耐受性

4. 药物的安全指数是指
   A. ED_{50}/LD_{50}
   B. LD_5/ED_{95}
   C. ED_5/LD_{95}
   D. LD_{50}/ED_{50}
   E. LD_{95}/ED_{50}

5. 糖包衣片剂的崩解时限要求为
   A. 15分钟
   B. 30分钟
   C. 45分钟
   D. 60分钟
   E. 120分钟

6. 物料中颗粒不够干燥可能造成
   A. 松片
   B. 裂片
   C. 崩解迟缓
   D. 黏冲
   E. 片重差异大

7. HPMCP可做为片剂辅料，使用正确的是
   A. 糖衣
   B. 胃溶衣
   C. 肠溶衣
   D. 润滑剂
   E. 崩解剂

8. 以下为不溶型薄膜衣的材料的是
   A. 羟丙基甲基纤维素
   B. 邻苯二甲酸羟丙基甲基纤维素
   C. 乙基纤维素
   D. 丙烯酸树脂Ⅱ号
   E. 丙烯酸树脂Ⅳ号

9. 包糖衣时包隔离层的目的是
   A. 为了形成一层不透水的屏障，防止糖浆中的水分浸入片心
   B. 为了尽快消除片剂的棱角
   C. 使其表面光滑平整、细腻坚实
   D. 为了片剂的美观和便于识别
   E. 为了增加片剂的光泽和表面的疏水性

10. 下列片剂中以碳酸氢钠与枸橼酸为崩解剂的是
    A. 分散片

B. 泡腾片
C. 缓释片
D. 舌下片
E. 可溶片

11. 可作片剂的崩解剂的是
    A. 交联聚乙烯吡咯烷酮
    B. 预胶化淀粉
    C. 甘露醇
    D. 聚乙二醇
    E. 聚乙烯吡咯烷酮

12. 有关胶囊剂的表述,不正确的是
    A. 常用硬胶囊的容积以5号为最大,0号为最小
    B. 硬胶囊是由囊体和囊帽组成的
    C. 软胶囊的囊壁由明胶、增塑剂、水三者构成
    D. 软胶囊中的液体介质可以使用植物油
    E. 软胶囊中的液体介质可以使用PEG400

13. 下列属于栓剂油脂性基质的是
    A. 甘油明胶
    B. Poloxamer
    C. 聚乙二醇类
    D. S40
    E. 可可豆脂

14. 下列关于栓剂的叙述中正确的为
    A. 栓剂使用时塞得深,药物吸收多,生物利用度好
    B. 局部用药应选择释放快的基质
    C. 置换价是药物的重量与基质体积的比值
    D. 可可豆脂为基质的栓剂模型的栓孔内涂液状石蜡为润滑剂
    E. 水溶性药物选择油脂性基质有利于发挥全身作用

15. 乳剂型软膏剂的制法是
    A. 研磨法
    B. 熔合法
    C. 乳化法
    D. 分散法
    E. 聚合法

16. 在乳剂型软膏基质中常加入羟苯酯类(尼泊金类),其作用为
    A. 增稠剂
    B. 稳定剂
    C. 防腐剂
    D. 吸收促进剂
    E. 乳化剂

17. 下列是软膏油脂类基质的是
    A. 甲基纤维素
    B. 卡波姆
    C. 甘油明胶
    D. 硅酮
    E. 海藻酸钠

18. 加入可改善凡士林吸水性的物料是
    A. 植物油
    B. 鲸蜡
    C. 液体石蜡
    D. 羊毛脂
    E. 聚乙二醇

19. 混悬型气雾剂为
    A. 一相气雾剂
    B. 二相气雾剂
    C. 三相气雾剂
    D. 喷雾剂
    E. 吸入粉雾剂

20. 下列为膜剂成膜材料的是
    A. 聚乙烯醇
    B. 聚乙二醇
    C. 交联聚维酮

D. 微晶纤维素
E. Poloxamer

21. 二相气雾剂为
   A. 溶液型气雾剂
   B. O/W 乳剂型气雾剂
   C. W/O 乳剂型气雾剂
   D. 混悬型气雾剂
   E. 吸入粉雾剂

22. 葡萄糖注射液属于
   A. 注射用无菌粉末
   B. 溶胶型注射剂
   C. 混悬型注射剂
   D. 乳剂型注射剂
   E. 溶液型注射剂

23. 制备易氧化药物注射剂应加入的金属离子螯合剂是
   A. 碳酸氢钠
   B. 氯化钠
   C. 焦亚硫酸钠
   D. 枸橼酸钠
   E. 依地酸钠

24. 注射用水和纯化水的检查项目的主要区别是
   A. 酸碱度
   B. 热原
   C. 氯化物
   D. 氨
   E. 硫酸盐

25. 将测量值 3.1248 修约为三位有效数字是
   A. 3.1
   B. 3.12
   C. 3.124
   D. 3.125
   E. 3.13

26. 药物分析中,检测限是指
   A. 分析方法的测定结果与真实值或参考值接近的程度
   B. 同一均匀样品,经多次取样测定所得结果之间的接近程度
   C. 在其他组分可能存在的情况下,分析方法能准确地测出被测组分的能力
   D. 分析方法在规定的试验条件下所能检出被测组分的最低浓度或最低量
   E. 分析方法可定量测定样品中被测组分的最低浓度或最低量

27. 具有苯烃胺结构的药物是
   A. 麻黄碱
   B. 奎宁
   C. 阿托品
   D. 可待因
   E. 吗啡

28. 标定高氯酸滴定液的基准物质是
   A. 邻苯二甲酸氢钾
   B. 对氨基苯磺酸
   C. 三氧化二砷
   D. 氯化钠
   E. 无水碳酸钠

29. 紫外分光光度法测定中的空白对照试验是
   A. 将溶剂盛装在与样品池相同的参比池内,调节仪器,使透光率为 100%,然后测定样品池的吸光度
   B. 将溶剂盛装在石英吸收池内,以空气为空白,测定其吸光度
   C. 将溶剂盛装在玻璃吸收池内,以空吸收池为空白,测定其吸光度
   D. 将溶剂盛装在玻璃吸收池内,以水为空白,测定其吸光度
   E. 将溶剂装在吸收池内,以水为空白,测定其吸光度,然后从样品吸收中减去空白样品吸光度

30. 在高效液相色谱的测定方法中,公式 C_x（含量）$= C_R \dfrac{A_X}{A_R}$ 适用的方法是
   A. 内标法
   B. 外标法
   C. 主成分自身对照法
   D. 标准加入法
   E. 面积归一化法

31. 体内样品测定方法要求,建立标准曲线所用浓度至少应为
   A. 1 个
   B. 2 个
   C. 3 个
   D. 4 个
   E. 6 个

32. 《中国药典》砷盐检查的古蔡法中采用的标准砷溶液每 1mL 相当于 As 的量为
   A. 1μg
   B. 2μg
   C. 5μg
   D. 10μg
   E. 100μg

33. 可与三氯化铁试液反应,生成米黄色沉淀的药物是
   A. 阿司匹林
   B. 布洛芬
   C. 阿司匹林肠溶片
   D. 丙磺舒
   E. 对乙酰氨基酚

34. 与铜吡啶试液反应,显绿色的药物是
   A. 苯巴比妥
   B. 盐酸利多卡因
   C. 司可巴比妥钠
   D. 注射用硫喷妥钠
   E. 对乙酰氨基酚

35. 《中国药典》收载的磺胺嘧啶的鉴别反应是
   A. 与亚硝酸钠-硫酸的反应
   B. 芳香第一胺的反应
   C. 与硝酸铅试液的反应
   D. 与三氯化铁试液的反应
   E. 硫元素的反应

36. 与硫酸反应,在 365nm 紫外光灯下显黄绿色荧光的药物是
   A. 硝苯地平
   B. 异烟肼
   C. 地西泮
   D. 硫酸阿托品
   E. 盐酸氯丙嗪

37. 盐酸吗啡检查的特殊杂质有
   A. 阿扑吗啡和罂粟酸
   B. 阿扑吗啡
   C. 阿扑吗啡、莨菪碱和其他生物碱
   D. 阿扑吗啡、罂粟酸和有关物质
   E. 阿扑吗啡和其他生物碱

38. 下列误差中属于偶然误差的是
   A. 指示剂不合适引入的误差
   B. 滴定反应不完全引入的误差
   C. 试剂纯度不符合要求引入的误差
   D. 温度波动引入的误差
   E. 未按照仪器使用说明正确操作引入的误差

39. 铈量法中常用的滴定剂是
   A. 碘
   B. 高氯酸
   C. 硫酸铈
   D. 亚硝酸钠
   E. 硫代硫酸钠

40. 用非水滴定法测定杂环类药物氢卤酸盐时,一般须加入醋酸汞,其目的是

A. 增加酸性
B. 除去杂质干扰
C. 消除氢卤酸根影响
D. 消除微量水分影响
E. 增加碱性

二、B 型题（标准配伍题）

答题说明

以下提供若干组考题，每组考题共用在考题前列出的 A、B、C、D、E 五个备选答案。请从中选择一个与问题关系最密切的答案。某个备选答案可能被选择一次、多次或不被选择。

（41~43 题共用备选答案）
A. C_{max}
B. T_{max}
C. AUC
D. $t_{1/2}$
E. C_{ss}

41. 半衰期是
42. 达峰时间是
43. 曲线下面积是

（44~45 题共用备选答案）
A. 治疗指数
B. 内在活性
C. 效价
D. 安全指数
E. 亲和力

44. 评价药物安全性更可靠的指标是
45. 评价药物作用强弱的指标是

（46~48 题共用备选答案）
A. 量反应
B. 停药反应
C. 副反应
D. 变态反应
E. 质反应

46. 平滑肌舒缩反应的测定称为
47. 反跳反应又称为
48. 过敏反应又称为

（49~51 题共用备选答案）
A. $[\alpha]_D^t$
B. R
C. α
D. pH
E. T

49. 比旋度符号为
50. 分离度符号为
51. 表示溶液的酸度用

（52~55 题共用备选答案）
A. $3750 \sim 3000 cm^{-1}$
B. $1900 \sim 1650 cm^{-1}$
C. $1900 \sim 1650 cm^{-1}$，$1300 \sim 1000 cm^{-1}$
D. $3750 \sim 3000 cm^{-1}$，$1300 \sim 1000 cm^{-1}$
E. $3300 \sim 3000 cm^{-1}$，$1675 \sim 1500 cm^{-1}$，$1000 \sim 650 cm^{-1}$

红外光谱特征参数归属

52. 苯环在
53. 羟基在
54. 羰基在
55. 胺基在

（56~59 题共用备选答案）
A. 澄清度标准液
B. 重铬酸钾、硫酸铜、氯化钴混合溶液
C. 稀焦糖溶液
D. 铬酸钾、硫酸亚铜、氯化钴混合溶液
E. 浊度标准液

下列检查中使用的溶液

56. 易炭化物检查中采用的标准比色液是
57. 重金属检查中若供试品有色,用来调色的溶液是
58. 澄清度检查采用的标准液是
59. 溶液颜色检查采用的标准液是

(60~62题共用备选答案)
   A. 增加被测药物的碱性
   B. 使指示剂变色更敏锐
   C. 防止样品水解
   D. 使样品溶解
   E. 使样品溶液呈现中性

60. 丙磺舒三氯化铁的鉴别反应中加入氢氧化钠的作用是
61. 阿司匹林酸碱滴定法中加入中性乙醇的作用是
62. 布洛芬紫外光谱鉴别法中加入0.4%氢氧化钠溶液的作用是

(63~65题共用备选答案)
   A. 苯巴比妥
   B. 注射用硫喷妥钠
   C. 阿司匹林
   D. 盐酸普鲁卡因
   E. 司可巴比妥钠

63. 使碘试液褪色的药物是
64. 具有硫元素反应的药物是
65. 直接重氮化偶合反应的药物是

(66~69题共用备选答案)
   A. 中性或碱性物质
   B. 碱度
   C. 溶液的澄清度
   D. 乙醇溶液的澄清度
   E. 酸度

66. 取供试品0.20g,加水10mL,煮沸搅拌1分钟,放冷,滤过,取滤液5mL,加甲基橙指示液1滴,不得显红色,是检查
67. 取供试品1.0g,加乙醇5mL,加热回流3分钟,溶液应澄清,是检查
68. 取供试品1.0g,置分液漏斗中,加氢氧化钠试液10mL溶解后,加水5mL与乙醚25mL,振摇1分钟,分取醚层,用水振摇洗涤3次,每次5mL,取醚液经干燥滤纸滤过,滤液置105℃恒重的蒸发皿中,蒸干,在105℃干燥1小时,遗留的残渣不得过3mg,是检查
69. 取供试品1.0g,加新沸过的冷水10mL溶解后,溶液应澄清,是检查

(70~72题共用备选答案)
   A. 磺胺嘧啶
   B. 磺胺甲噁唑
   C. 盐酸利多卡因
   D. 注射用硫喷妥钠
   E. 苯巴比妥

70. 取供试品约0.1g,加水与0.4%氢氧化钠溶液各3mL,振摇使溶解,滤过,取滤液,加硫酸铜试液1滴,即生成草绿色沉淀是鉴别
71. 取供试品约0.1g,加水与0.4%氢氧化钠溶液各3mL,振摇使溶解,滤过,取滤液,加硫酸铜试液1滴,即生成黄绿色沉淀,放置后变为紫色是鉴别
72. 在碳酸钠试液中与硫酸铜反应,生成蓝紫色配合物,转溶于三氯甲烷显黄色是鉴别

(73~74题共用备选答案)
   A. 重氮化-偶合反应
   B. 与碘试液的加成反应
   C. 水解后重氮化-偶合反应
   D. 甲醛-硫酸反应,界面显玫瑰红色
   E. 与过氧化氢试液的反应

73. 对乙酰氨基酚的鉴别反应为
74. 司可巴比妥钠的鉴别反应为

(75~77题共用备选答案)
   A. 游离肼

B. 间氨基酚
C. 间氯二苯胺
D. 对氨基酚
E. 对氨基苯甲酸

下列药物《中国药典》检查的特殊杂质是

75. 盐酸普鲁卡因检查
76. 异烟肼检查
77. 对乙酰氨基酚检查

(78~80题共用备选答案)
A. 避光
B. 密闭
C. 密封
D. 阴凉处
E. 冷处

在药品保存方法中

78. 不超过20℃称为
79. 指2℃~10℃称为
80. 将容器密闭,以防止尘土及异物进入称为

(81~83题共用备选答案)
A. 磷霉素
B. 克林霉素
C. 甲硝唑
D. 呋喃妥因
E. 替硝唑

81. 含有吡咯烷结构的药物是
82. 含有环氧结构的药物是
83. 含有咪唑烷二酮结构的药物是

(84~85题共用备选答案)
A. 地西泮
B. 卡马西平
C. 奋乃静
D. 苯妥英钠
E. 苯巴比妥

84. 结构中含有苯并二氮䓬环的是
85. 结构中含有二苯并氮䓬环的是

三、C型题（综合分析选择题）

答题说明

以下提供若干个案例,每个案例下设若干个考题。每一道考题下面有 A、B、C、D、E 五个备选答案。请从中选择一个最佳答案。

(86~88题共用题干)

某患者,女,69岁,被查出患结肠癌。进行癌变部位切除手术后,静脉注射脂肪乳以补充营养,并使用抗癌药物氟尿嘧啶来控制病情。下为静脉注射脂肪乳的处方:

[处方] 精制大豆油 50g
　　　　精制大豆磷脂 15g
　　　　注射用甘油 25g
　　　　注射用水加至 1000mL

86. 在静脉注射脂肪乳的处方中,甘油的作用是
A. 乳化剂
B. 油相
C. 等渗调节剂

D. 注射剂溶剂
E. 润滑剂

87. 下列对注射脂肪乳的说法不正确的是
A. 注射用乳剂不得有大于5μm的微粒
B. 主要成分是植物油脂
C. 乳化剂应选用高纯度、低毒性、乳化能力强的
D. 常用的乳化剂有卵磷脂、豆磷脂等
E. 一般是油包水型乳剂

88. 甲氨蝶呤不具有以下哪种性质
A. 对二氢叶酸还原酶有很强的抑制作用
B. 结构中含有两个羧基
C. 大剂量引起中毒时,可用亚叶酸钙解救
D. 为嘌呤类抗代谢物

E. 在强酸中不稳定,可发生水解而失去活性

(89~92题共用题干)
某患者,男,晨起乏力,关节疼痛。自行服用布洛芬缓释胶囊症状没有改善。就诊后,诊断为类风湿性关节炎。经过综合治疗后症状有所缓解。

89. 关于布洛芬,叙述错误的是
   A. 化学名为2-(4-异丁基苯基)丙酸
   B. 芳基丙酸类非甾体抗炎药
   C. 药理作用主要来自S(+)异构体
   D. 市面上使用的是布洛芬的S(+)异构体
   E. 甲基的引入可以提高消炎作用、降低毒性

90. 口服缓控释制剂的特点不包括
   A. 可减少给药次数
   B. 减少用药总剂量,发挥最佳治疗效果
   C. 可避免或减少血药浓度的峰谷现象
   D. 有利于降低肝首关效应
   E. 有利于降低药物的毒性作用

91. 胶囊剂不需要检查的项目是
   A. 装量差异
   B. 崩解时限
   C. 硬度
   D. 水分
   E. 外观

92. 临床上用于治疗类风湿性关节炎的药物除了非甾体抗炎药外,还有甾体激素类抗炎药,如氢化可的松。下列对氢化可的松叙述错误的是
   A. 孕甾烷类
   B. 肾上腺皮质激素类
   C. 将氢化可的松分子中的C21-羟基进行酯化可得到氢化可的松的前体药物
   D. 在9α位引入氟,抗炎作用增大,但盐代谢作用不变
   E. 1位没有双键

(93~97题共用题干)
某患者,男,20岁,检查出患有白血病,使用盐酸柔红霉素脂质体浓缩液进行治疗,下列为盐酸柔红霉素脂质体浓缩液处方:
[处方] 柔红霉素 50mg
二硬脂酰磷脂酰胆碱(DSPC)753mg
胆固醇(Chol)180mg
柠檬酸 7mg
蔗糖 2125mg
甘氨酸 94mg
$CaCl_2$ 7mg
HCl 或 NaOH 水溶液适

93. 盐酸柔红霉素脂质体浓缩液处方中用于水化脂质薄膜的是
   A. 二硬脂酰磷脂酰胆碱
   B. 胆固醇
   C. 柠檬酸
   D. 蔗糖
   E. 甘氨酸

94. 不属于脂质体的特点
   A. 淋巴定向性
   B. 缓释性
   C. 细胞非亲和性
   D. 降低药物毒性
   E. 提高药物稳定性

95. 脂质体的骨架材料为
   A. 吐温、胆固醇
   B. 磷脂、胆固醇
   C. 司盘、磷脂
   D. 司盘、胆固醇
   E. 磷脂、吐温

96. 已知该脂质体药物的投料量W总,被包封于脂质体的药量W包和未包入脂质体的药量W游,试计算此药的重量包封率Qw
   A. $Q_W\% = W_{包}/W_{游} \times 100\%$
   B. $Q_W\% = W_{游}/W_{包} \times 100\%$
   C. $Q_W\% = W_{包}/W_{总} \times 100\%$
   D. $Q_W\% = (W_{总} - W_{包})/W_{游} \times 100\%$
   E. $Q_W\% = (W_{总} - W_{包})/W_{包} \times 100\%$

97. 临床上还可使用甲氨蝶呤用于治疗急性白血病,与甲氨蝶呤叙述不相符的是
   A. 大剂量引起中毒,可用亚叶酸钙解救
   B. 为烷化剂类抗肿瘤药
   C. 为抗代谢类抗肿瘤药
   D. 对胸腺嘧啶合成酶也有抑制作用
   E. 为叶酸的抗代谢物,有较强的抑制二氢叶酸还原酶的作用

(98~100题共用题干)
在药物结构中含有羟基,具有解热、镇痛和抗炎作用,还有抑制血小板凝聚作用。

98. 根据结构特征和作用,该药是
   A. 布洛芬
   B. 阿司匹林
   C. 美洛昔康
   D. 塞来昔布
   E. 奥扎格雷

99. 该药禁用于
   A. 高血脂症
   B. 肾炎
   C. 冠心病
   D. 胃溃疡
   E. 肝炎

100. 该药的主要不良反应是
   A. 肠胃刺激
   B. 过敏
   C. 肝毒性
   D. 肾毒性
   E. 心脏毒性

四、X 型题（多项选择题）

答题说明

以下每一道考题下面有 A、B、C、D、E 五个备选答案。请从中选择二个或二个以上的正确答案。

101. 关于药物在体内转化的叙述,正确的是
   A. 生物转化是药物消除的主要方式之一
   B. 主要的氧化酶是细胞色素 P450 酶
   C. P450 酶对底物具有高度的选择性
   D. 有些药物可抑制肝药酶的活性
   E. P450 酶的活性个体差异较大

102. 第二信使包括
   A. cAMP
   B. Ca^{2+}
   C. cGMP
   D. 磷脂酰肌醇
   E. Ach

103. 旋光度测定中
   A. 测定前后应以溶剂作空白校正
   B. 对测定管注入供试液时,勿使发生气泡
   C. 使用日光作光源
   D. 配制溶液及测定时,温度均应在 20℃ ±0.5℃
   E. 读数 3 次,取平均值

104. 配制 $Na_2S_2O_3$ 滴定液时
   A. 加 KI 为稳定剂
   B. 用新沸放冷的水配制
   C. 加无水 Na_2CO_3 为稳定剂
   D. 配好后放置一段时间后过滤
   E. 加少量 HCl 调 pH 值

105. 反相高效液相色谱法中常用的固定相有
   A. 十八烷基硅烷键合相
   B. 氰基硅烷键合相
   C. 辛基硅烷键合相
   D. 氨基硅烷键合相
   E. 甲基硅橡胶

106. 尿药浓度
    A. 与血液浓度直接相关
    B. 与血液浓度相关性差
    C. 通常变化较大
    D. 通常变化较小
    E. 与血液浓度相关性好

107. 干燥失重测定法包括
    A. 干燥剂干燥法
    B. 比热法
    C. 热重分析法
    D. 常压恒温干燥法
    E. 减压干燥法

108. 丙磺舒的鉴别方法有
    A. 三氯化铁反应
    B. 水解反应
    C. 分解产物的反应
    D. 紫外分光光度法
    E. 红外分光光度法

109. 需要测定溶出度的药物有
    A. 氟康唑片
    B. 地西泮片
    C. 左氧氟沙星片
    D. 布洛芬缓释胶囊
    E. 对乙酰氨基酚颗粒

110. 盐酸吗啡的结构特征和性质有
    A. 属异喹啉类生物碱
    B. 含有羟基和羧基
    C. 有强酸性
    D. 有两个氮原子
    E. 有酚羟基和叔氨基团,属两性化合物

111. 滴丸的水溶性基质是
    A. PEG6000
    B. 虫蜡
    C. 泊洛沙姆
    D. 硬脂酸
    E. 明胶

112. 常用的油脂性栓剂基质有
    A. 可可豆脂
    B. 椰油酯
    C. 山苍子油酯
    D. 甘油明胶
    E. 聚氧乙烯(40)单硬脂酸酯类

113. 下列有关影响增溶的因素,正确的是
    A. 增溶剂的种类
    B. 增溶剂的用量
    C. 增溶剂的加入顺序
    D. 药物的性质
    E. 溶剂化作用和水合作用

114. 关于与左氧氟沙星,叙述正确的是
    A. 为第三代喹诺酮类抗菌药
    B. 化学结构中有一个手性中心,本品为左旋体
    C. 为喹啉羧酸类
    D. 临床上主要用于革兰阴性菌所致的感染
    E. 抗菌活性为氧氟沙星的两倍

115. 异烟肼具有下列哪些理化性质
    A. 与氨制硝酸银反应产生银镜
    B. 与铜离子反应生成有色络合物
    C. 与溴反应生成溴化物沉淀
    D. 与香草醛作用产生黄色沉淀
    E. 为白色结晶不溶于水

116. 以下关于抗生素描述正确的是
    A. 盐酸小檗碱味极苦
    B. 呋喃妥因含有硝基呋喃及咪唑二酮结构
    C. 磷霉素是结构最小的抗生素
    D. 克林霉素分子含有糖环和氯

E. 克林霉素是治疗金葡菌骨髓炎的首选药

117. 有关青蒿素的说法下列哪些正确
    A. 属于内酯类化合物
    B. 分子内含有过氧基
    C. 属于倍半萜类化合物
    D. 属于抗菌药
    E. 不能发生异羟肟酸铁反应

118. 环磷酰胺体外没有活性,在体内可代谢为哪些具有烷化作用的代谢产物
    A. 4－羟基环磷酰胺
    B. 4－羧基环磷酰胺
    C. 磷酰氮芥
    D. 丙烯醛

E. 去甲氮芥

119. 属于醌类抗生素及其衍生物的是
    A. 盐酸阿霉素
    B. 丝裂霉素C
    C. 米托蒽醌
    D. 柔红霉素
    E. 博来霉素

120. 以下叙述与艾司唑仑相符的是
    A. 为乙内酰脲类药物
    B. 为苯二氮䓬类药物
    C. 结构中含有1,2,4－三唑环
    D. 为咪唑并吡啶类镇静催眠药
    E. 临床用于焦虑、失眠和癫痫大、小发作

参 考 答 案

1. D	2. B	3. B	4. B	5. D	6. D	7. C	8. C	9. A	10. B
11. A	12. A	13. E	14. E	15. C	16. C	17. D	18. D	19. C	20. A
21. A	22. E	23. E	24. B	25. B	26. D	27. A	28. A	29. A	30. B
31. E	32. A	33. D	34. D	35. B	36. C	37. D	38. D	39. C	40. C
41. D	42. B	43. C	44. D	45. A	46. A	47. B	48. D	49. A	50. B
51. D	52. E	53. D	54. B	55. A	56. B	57. C	58. E	59. B	60. E
61. C	62. D	63. E	64. B	65. D	66. E	67. D	68. A	69. C	70. B
71. A	72. C	73. C	74. B	75. E	76. A	77. D	78. D	79. E	80. B
81. B	82. A	83. D	84. A	85. B	86. C	87. E	88. D	89. D	90. D
91. C	92. D	93. C	94. C	95. B	96. C	97. B	98. B	99. D	100. A

101. ABDE 102. ABCD 103. ABDE 104. BCD 105. AC
106. BC 107. ACDE 108. ACDE 109. ABCE 110. AE
111. AE 112. ABC 113. ABCD 114. ABCDE 115. ABD
116. ABCDE 117. ABC 118. CDE 119. ABCD 120. BCE

试卷标识码:

国家执业药师资格考试

药学专业知识（一）
押题秘卷（三）

考生姓名：_____

准考证号：_____

考　　点：_____

考　场　号：_____

一、A 型题（单句型最佳选择题）

答题说明
以下每一道考题下面有 A、B、C、D、E 五个备选答案。请从中选择一个最佳答案。

1. 药物对动物急性毒性的关系是
   A. LD_{50} 越大,越容易发生毒性反应
   B. LD_{50} 越大,毒性越小
   C. LD_{50} 越小,越容易发生过敏反应
   D. LD_{50} 越大,毒性越大
   E. LD_{50} 越大,越容易发生特异质反应

2. 弱碱性药物
   A. 在酸性环境中易跨膜转运
   B. 在胃中易于吸收
   C. 酸化尿液时易被重吸收
   D. 酸化尿液可加速其排泄
   E. 碱化尿液可加速其排泄

3. 《中国药典》目前共出版了几版
   A. 9 版
   B. 8 版
   C. 5 版
   D. 7 版
   E. 6 版

4. 精密称取 200mg 样品时,选用分析天平的感量应为
   A. 10mg
   B. 1mg
   C. 0.1mg
   D. 0.01mg
   E. 0.001mg

5. 除另有规定外,比旋度测定的温度为
   A. 15℃
   B. 20℃
   C. 25℃
   D. 30℃
   E. 35℃

6. 用氢氧化钠滴定液滴定盐酸时,使用的指示剂是
   A. 酚酞
   B. 结晶紫
   C. 邻二氮菲
   D. 淀粉
   E. 硫酸铁铵

7. 对乙酰氨基酚的含量测定方法为:取本品一定量,精密称定,置 250mL 量瓶中,加 0.4% 氢氧化钠溶液 50mL 溶解后,加水至刻度,摇匀,精密量取 5mL,置 100mL 量瓶中,加 0.4% 氢氧化钠溶液 10mL,加水至刻度,摇匀,照分光光度法,在 257nm 的波长处测定吸光度,按 $C_8H_9NO_2$ 的吸收系数 ($E_{1cm}^{1\%}$) 为 715 计算,即得。若样品称样量为 m(g),测得的吸光度为 A,则含量百分率的计算式为

   A. $\dfrac{A}{715} \times \dfrac{250}{5} \times \dfrac{1}{m} \times 100\%$

   B. $\dfrac{A}{715} \times \dfrac{100}{5} \times 250 \times \dfrac{1}{m} \times 100\%$

   C. $A \times 715 \times \dfrac{250}{5} \times \dfrac{1}{m} \times 100\%$

   D. $A \times 715 \times \dfrac{100}{5} \times 250 \times \dfrac{1}{m} \times 100\%$

   E. $\dfrac{A}{715} \times \dfrac{1}{m} \times 100\%$

8. 在可见分光光度法中,与溶液浓度和液层厚度成正比的是
   A. 透光率
   B. 吸收系数
   C. 吸光度

D. 测定波长

E. 狭缝宽度

9. 体内药物分析中去除蛋白质的方法为
   A. 加入强酸法
   B. 酶水解法
   C. 液-液萃取法
   D. 固相萃取法
   E. 化学衍生化法

10. 热重分析法是测量
    A. 物质的质量与温度关系的方法
    B. 物质的熔点与温度关系的方法
    C. 物质的旋光度与温度关系的方法
    D. 物质的质量与时间关系的方法
    E. 物质的熔点与时间关系的方法

11. 用来表示分配系数的是
    A. $K = C_s/C_n$
    B. $K = W_s/W_n$
    C. $K = C_n/C_s$
    D. $K = W_n/W_s$
    E. $K = C_n \cdot V/(C_s \cdot V_s)$

12. 重金属检查法第一法使用的试剂是
    A. 硝酸银试液和稀硝酸
    B. 25%氯化钡溶液和稀盐酸
    C. 锌粒和盐酸
    D. 硫代乙酰胺试液和醋酸盐缓冲液（pH3.5）
    E. 硫化钠试液和氢氧化钠试液

13. 测定阿司匹林含量，每1mLNaOH滴定液（0.1mol/L）相当于阿司匹林（$M_{C_9H_8O_4}$ = 180.16)的量为
    A. 18.02mg
    B. 180.2mg
    C. 9.01mg
    D. 90.1mg

E. 45.04mg

14. 测定磺胺甲噁唑含量，《中国药典》采用的方法是
    A. 亚硝酸钠滴定法
    B. 氢氧化钠滴定法
    C. 非水溶液滴定法
    D. 紫外分光光度法
    E. 高效液相色谱法

15. 与$AgNO_3$试液反应发生气泡和黑色沉淀，并在试管壁上产生银镜的药物是
    A. 硝苯地平
    B. 异烟肼
    C. 地西泮
    D. 奥沙西泮
    E. 奋乃静

16. 取供试品，按干燥品计算，加水制成1mL中含50mg的溶液，依法测定，旋光度不得过-0.4°。用此方法检查的是
    A. 磷酸可待因中的有关物质
    B. 盐酸吗啡中的有关物质
    C. 盐酸麻黄碱中的重金属
    D. 硫酸奎宁中的三氯甲烷-乙醇中不溶物
    E. 硫酸阿托品中的莨菪碱

17. 用于衡量色谱峰是否对称的参数是
    A. 保留值
    B. 校正因子
    C. 峰宽
    D. 拖尾因子
    E. 分离度

18. 在体内药物分析中最为常用的样本是
    A. 尿液
    B. 血液
    C. 唾液
    D. 脏器

E. 组织

19. 可经肺部吸收的制剂是
   A. 膜剂
   B. 软膏剂
   C. 气雾剂
   D. 栓剂
   E. 缓释片

20. 《中国药典》规定的注射用水应该是
   A. 无热原的蒸馏水
   B. 蒸馏水
   C. 灭菌蒸馏水
   D. 去离子水
   E. 反渗透法制备的水

21. 制备VC注射液时应通入气体驱氧，最佳选择的气体为
   A. 氢气
   B. 氮气
   C. 二氧化碳气
   D. 环氧乙烷气
   E. 氯气

22. 流通蒸汽灭菌法的温度为
   A. 121℃
   B. 115℃
   C. 80℃
   D. 100℃
   E. 180℃

23. 氨苄西林或阿莫西林注射溶液不能和磷酸盐类药物配伍使用，是因为
   A. 发生β-内酰胺开环，生成青霉酸
   B. 发生β-内酰胺开环，生成青霉醛酸
   C. 发生β-内酰胺开环，生成青霉醛
   D. 发生β酰胺开环，生成2,5-吡嗪二酮
   E. 发生β-内酰胺开环，生成聚合产物

24. 在稀酸溶液中(pH4.0)，室温放置的青霉素会产生下列哪种杂质
   A. 青霉酸
   B. 青霉醛酸
   C. 青霉醛
   D. 青霉胺
   E. 青霉二酸

25. 下列哪个药物的作用与诺氟沙星相似
   A. 安乃近
   B. 对乙酰氨基酚
   C. 氢氯噻嗪
   D. 克伦特罗
   E. 磺胺甲噁唑

26. 具有下列结构的药物是

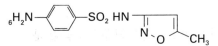

   A. 磺胺嘧啶
   B. 甲硝唑
   C. 磺胺甲噁唑
   D. 赛庚啶
   E. 甲氧苄啶

27. 磺胺甲噁唑和甲氧苄啶的作用机制为
   A. 两者都作用于二氢蝶酸合成酶
   B. 两者都作用于二氢叶酸还原酶
   C. 前者作用于二氢蝶酸合成酶，后者作用于二氢叶酸还原酶
   D. 前者作用于二氢叶酸还原酶，后者作用于二氢蝶酸合成酶
   E. 两者都干扰细菌对叶酸的摄取

28. 含有吡啶甲酰肼的药物是
   A. 乙胺丁醇
   B. 吡嗪酰胺
   C. 异烟肼
   D. 异烟腙
   E. 阿昔洛韦

29. 抗结核病药物利福平的作用机制是
   A. 作用于二氢蝶酸合成酶
   B. 作用于二氢叶酸还原酶
   C. 抑制分枝杆菌依赖 DNA 的 RNA 聚合酶 (DDRP)
   D. 抑制环氧酶的活性,减少前列腺素的合成
   E. 抑制黏肽转肽酶的活性,阻碍细胞壁的合成

30. 结构中含有两个 2,4-二氯苯基的药物是
   A. 克霉唑
   B. 咪康唑
   C. 酮康唑
   D. 伊曲康唑
   E. 氟康唑

31. 化学结构中含有二氮䓬环的药物是
   A. 拉米夫定
   B. 利巴韦林
   C. 茚地那韦
   D. 阿昔洛韦
   E. 奈韦拉平

32. 抗菌活性最强的氯霉素结构是

33. 具有下列结构的药物的临床用途为
   A. 抗疟
   B. 驱肠虫
   C. 抗菌
   D. 抗血吸虫病
   E. 抗丝虫病

34. 不属于从植物中提取有效成分的抗肿瘤药是
   A. 紫杉醇
   B. 米托蒽醌
   C. 长春碱
   D. 秋水仙碱
   E. 喜树碱

35. 按抗肿瘤作用机制划分,环磷酰胺属于
   A. 抗代谢物

B. 生物烷化剂
C. 金属配合物
D. 抗有丝分裂物
E. 酶抑制剂

36. 甲氨蝶呤不具有以下哪种性质
   A. 对二氢叶酸还原酶有很强的抑制作用
   B. 结构中含有两个羧基
   C. 大剂量引起中毒时,可用亚叶酸钙解救
   D. 为嘌呤类抗代谢物
   E. 在强酸中不稳定,可发生水解而失去活性

37. 化学结构如下的药物是

   A. 三唑仑
   B. 艾司唑仑
   C. 阿普唑仑
   D. 唑吡坦
   E. 卡马西平

38. 巴比妥类药物的药效主要受下列哪种因素的影响
   A. 水中溶解度
   B. 电子密度分布
   C. 脂溶性
   D. 分子量
   E. 立体因素

39. 乳剂型气雾剂为
   A. 单相气雾剂
   B. 二相气雾剂
   C. 三相气雾剂
   D. 双相气雾剂
   E. 吸入粉雾剂

40. 栓剂中主药的重量与同体积基质重量的比值称
   A. 酸价
   B. 真密度
   C. 分配系数
   D. 置换价
   E. 粒密度

二、B型题（标准配伍题）

答题说明

以下提供若干组考题,每组考题共用在考题前列出的A、B、C、D、E五个备选答案。请从中选择一个与问题关系最密切的答案。某个备选答案可能被选择一次、多次或不被选择。

（41~43题共用备选答案）
A. 激动药
B. 竞争性拮抗药
C. 部分激动药
D. 非竞争性拮抗药
E. 拮抗药

41. 使激动药与受体结合的量效曲线右移,最大反应降低的是
42. 使激动药与受体结合的量效曲线右移,最大反应不变的是
43. 与受体有亲和力,内在活性强的是

（44~45题共用备选答案）
A. 紫外分光光度法
B. 溴酸钾法
C. 高效液相色谱法
D. 薄层色谱法
E. 铈量法

以下药物中特殊杂质的检查方法是
44. 地西泮检查有关物质用
45. 硝苯地平检查有关物质用

（46～49题共用备选答案）
A. 影响叶酸代谢
B. 影响胞浆膜的通透性
C. 抑制细菌细胞壁的合成
D. 抑制蛋白质合成的全过程
E. 抑制核酸合成
46. 磺胺的抗菌机制是
47. 多黏菌素B的抗菌机制是
48. 氨基糖苷类抗菌药的抗菌机制是
49. β-内酰胺类抗菌药的抗菌机制是

（50～52题共用备选答案）
A. 安全指数
B. 治疗指数
C. 半数致死量
D. 安全界限
E. 半数有效量
50. LD_{50}/ED_{50} 是
51. ED_{50} 是
52. LD_{50} 是

（53～55题共用备选答案）
A. 样品加水溶液后，在254nm 波长处测定吸光度
B. 样品加冰醋酸和醋酸汞试液后，用甲醇钠滴定液滴定
C. 用三氯甲烷提取出药物，加适量醋酐，再用高氯酸滴定液滴定
D. 样品加冰醋酸与醋酐后，用高氯酸滴定液滴定
E. 利用药物的阳离子（BH^+）与溴甲酚绿阴离子（In^-）结合成离子对进行测定
53. 硫酸阿托品原料药的含量测定方法是
54. 硫酸阿托品片的含量测定方法是

55. 盐酸吗啡原料药的含量测定方法是

（56～57题共用备选答案）
A. 二苯胺指示剂
B. 酚酞指示剂
C. 淀粉指示剂
D. 邻二氮菲指示剂
E. 偶氮紫指示剂
56. 碘量法测定维生素C的含量,应选
57. 非水酸量法测定乙琥胺的含量,应选

（58～60题共用备选答案）
A. 玻璃吸收池
B. 石英吸收池
C. 汞灯
D. 钨灯
E. 能斯特灯
58. 紫外光区测定样品选用的吸收池是
59. 红外分光光度计的常用光源是
60. 紫外-可见分光光度计在可见光区测定时的常用光源是

（61～62题共用备选答案）
A. 分配系数
B. 容量因子
C. 保留时间
D. 峰宽
E. 半高峰宽
色谱柱理论板数的计算公式
$N = 5.54(t_R/W_{h/2})^2$ 中
61. t_R 代表
62. $W_{h/2}$ 代表

（63～66题共用备选答案）
A. 毛细管电泳法
B. 气相色谱法
C. 薄层色谱法
D. 高效液相色谱法
E. 毛细管电色谱

63. GC 表示
64. CE 表示
65. TLC 表示
66. HPLC 表示

(67~70 题共用备选答案)
A. 1mL
B. 1~2mL
C. 2mL
D. 1~5mL
E. 5~8mL

下列杂质检查,适宜的浓度范围相当于各标准溶液的量为
67. 重金属检查,标准铅溶液
68. 氯化物检查,标准氯化钠溶液
69. 铁盐检查,标准铁(硫酸铁铵)溶液
70. 硫酸盐检查,标准硫酸钾溶液

(71~73 题共用备选答案)
A. 氯化钠
B. 硫氰酸铁
C. 硝酸铅
D. 硫酸铁铵
E. 硫酸铅

下列杂质检查中用于配制标准溶液的物质是
71. 重金属检查的标准溶液
72. 氯化物检查的标准溶液
73. 铁盐检查的标准铁溶液

(74~75 题共用备选答案)
A. 水解后 $FeCl_3$ 反应显紫堇色
B. 与 $FeCl_3$ 反应显紫堇色
C. 与 $FeCl_3$ 反应生成米黄色沉淀
D. 与 $FeCl_3$ 反应生成赭色沉淀
E. 与 $FeCl_3$ 反应生成棕黄色沉淀

74. 阿司匹林
75. 丙磺舒

(76~77 题共用备选答案)
A. 制备衍生物测定熔点
B. 硫酸-荧光反应显黄绿色荧光
C. 水解后的重氮化-偶合反应
D. 高效液相色谱法
E. 氧化反应

76. 鉴别盐酸氯丙嗪用
77. 鉴别左氧氟沙星用

(78~81 题共用备选答案)
A. 绿奎宁反应
B. 双缩脲反应
C. 重铬酸钾的反应
D. 甲醛-硫酸试液的(Marquis)反应
E. 托烷生物碱(Vitali)反应

78. 鉴别盐酸麻黄碱用
79. 鉴别硫酸阿托品用
80. 鉴别硫酸奎宁用
81. 鉴别盐酸吗啡用

(82~85 题共用备选答案)
A. 硝酸咪康唑
B. 酮康唑
C. 氟康唑
D. 伊曲康唑
E. 特康唑

82. 分子结构中具有一个咪唑环,无二氧戊环的药物是
83. 分子结构中具有一个咪唑环和一个二氧戊环的药物是
84. 分子结构中具有 2 个三氮唑环,无二氧戊环的药物是
85. 分子结构中具有 2 个三氮唑环和一个二氧戊环的药物是

三、C型题（综合分析选择题）

答题说明

以下提供若干个案例，每个案例下设若干个考题。每一道考题下面有A、B、C、D、E五个备选答案。请从中选择一个最佳答案。

(86~88题共用题干)

某患者，男，工作时突发昏厥并抽搐，被送院抢救。诊断为继发性癫痫。先静脉注射地西泮缓解病情后，使用卡马西平进行治疗。经长期治疗后，癫痫发作次数减小，病情缓解，顺利出院。口服丙戊酸钠缓释片长期治疗。

86. 注射或输液是临床常用的急救手段，注射液的质量安全也直接关系患者的生命安全。请问注射用水除符合蒸馏水的一般质量要求外，还应通过的检查是
   A. 细菌
   B. 热原
   C. 重金属离子
   D. 氯离子
   E. 酸碱度

87. 地西泮经体内代谢，1位脱甲基，3位羟基化，生成的活性代谢产物为
   A. 去甲西泮
   B. 劳拉西泮
   C. 替马西泮
   D. 奥沙西泮
   E. 氯硝西泮

88. 下列叙述与卡马西平不符的是
   A. 不经代谢，以原药经肾排出
   B. 结构中含有氨甲酰基
   C. 结构中有二苯并氮杂环，属三环抗癫痫药
   D. 是第一个上市的二苯并氮杂环类药物
   E. 最初用来治疗三叉神经痛

(89~92题共用题干)

表面活性剂是液体制剂中常见的一种添加剂，它常用于难溶药物的增溶、油的乳化等。表面活性剂种类繁多，不同种类的表面活性剂的作用也不尽相同。

89. 属于非离子型的表面活性剂是
   A. 十二烷基苯磺酸钠
   B. 卵磷脂
   C. 月桂醇硫酸钠
   D. 聚氧乙烯-聚氧丙烯共聚物
   E. 硬脂酸钾

90. 可用于静脉注射用的表面活性剂为
   A. 油酸钠
   B. 聚氧乙烯烷基醚
   C. 卵磷脂
   D. 十二烷基硫酸钠
   E. 脂肪酸山梨坦80

91. 关于不同HLB值的表面活性剂用途的错误表述为
   A. W/O乳化剂最适范围为3~8
   B. 去污剂最适宜范围为13~16
   C. 润湿剂与铺展剂最适范围为7~9
   D. 大部分消泡剂最适范围为5~8
   E. O/W乳化剂最适范围为8~16

92. 下述不能增加药物溶解度的方法是
   A. 加入助溶剂
   B. 加入非离子表面活性剂
   C. 制成盐类
   D. 应用潜溶剂
   E. 加入助悬剂

(93~97题共用题干)

某病患，男，46岁，患有鼻窦炎，现遵医嘱服用克拉霉素胶囊。下为克拉霉素胶囊处方：克拉霉素250g；淀粉32g；低取代轻丙基纤维素(L-HPC)6g；微粉硅胶4.5g；硬脂酸镁L 5g；淀粉浆(10%)适量；制成1000粒。

93. 下列关于胶囊剂的叙述，不正确的是

A. 可将液态药物制成固体制剂
B. 可提高药物的稳定性
C. 可避免肝的首过效应
D. 可掩盖药物的不良臭味
E. 可以掩盖内容物的苦味

94. 请分析克拉霉素胶囊的处方,其中作为润滑剂并主要用于改善克拉霉素颗粒的流动性的是
A. 淀粉
B. L-HPC
C. 微粉硅胶
D. 硬脂酸镁
E. 淀粉浆

95. 克林霉素是
A. 克林霉素 C9-腙的衍生物
B. 克林霉素 C9-肟的衍生物
C. 克林霉素 C6-甲氧基的衍生物
D. 克林霉素琥珀酸乙酯的衍生物
E. 克林霉素扩环重排的衍生物

96. 在治疗幽门螺杆菌引起的消化性溃疡的二联疗法中,克拉霉素可以抑制奥美拉唑的代谢,而奥美拉唑血药浓度增高后可抑制胃酸分泌,增加克拉霉素的生物利用度和穿透胃黏膜作用。请问这两种药物合用所产生的是哪种作用
A. 相加作用
B. 增强作用
C. 增敏作用
D. 竞争性拮抗作用
E. 生理性拮抗作用

97. 患者服用克拉霉素胶囊一段时间后出现耳鸣现象,查明属于服用克拉霉素后的药源性耳聋。下列药物中副作用没有药源性耳聋的是
A. 硝酸甘油
B. 阿米卡星
C. 布洛芬
D. 红霉素
E. 四环素

(98~100题共用题干)
有一45岁妇女,近几日出现情绪低落、郁郁寡欢、愁眉苦脸,不愿和周围人交往,悲观厌世,睡眠障碍、乏力,食欲减退。

98. 根据病情表现该妇女可能患有
A. 帕金森病
B. 焦虑障碍
C. 失眠症
D. 抑郁症
E. 自闭症

99. 根据诊断结果,可选用的治疗药物是
A. 丁螺环酮
B. 加兰他敏
C. 阿米替林
D. 氯丙嗪
E. 地西泮

100. 该药的作用结构(母核)特征是
A. 含有吩噻嗪
B. 苯二氮䓬
C. 二苯并庚二烯
D. 二苯并氧䓬
E. 苯并呋喃

四、X型题(多项选择题)

答题说明

以下每一道考题下面有 A、B、C、D、E 五个备选答案。请从中选择二个或二个以上的正确答案。

101. 下述验证内容属于精密度的有
A. 定量限

B. 重复性
C. 重现性
D. 专属性
E. 中间精密度

102. 下列测定溶液的 pH 值的叙述,正确的是
    A. 测定前,选择两种 pH 值约相差 3 个 pH 单位的标准缓冲液,并使供试液的 pH 值处于两者之间
    B. 用第一种标准缓冲液进行校正(定位)
    C. 仪器定位后,再用第二种标准缓冲液核对仪器示值,应达到误差≤±0.02pH 单位
    D. 测定高 pH 供试品溶液和标准缓冲液时,应注意碱误差的影响,可使用锂玻璃电极
    E. 标准缓冲液可保存 2～3 个月,但发现有浑浊、发霉或沉淀等现象时,不能继续使用

103. 用溴量法测定司可巴比妥钠的含量,以下叙述中正确的有
    A. 首先加水使司可巴比妥钠溶解
    B. 用硝酸汞滴定液滴定
    C. 用硫代硫酸钠滴定液滴定
    D. 用铬酸钾指示终点
    E. 用淀粉指示终点

104. 高效液相色谱仪的检测器有
    A. 紫外检测器
    B. 质谱检测器
    C. 荧光检测器
    D. 光电二极管阵列检测器
    E. 示差折光检测器

105. 属于药物中一般杂质的是
    A. 硫酸盐
    B. 碱
    C. 溶液颜色
    D. 水分
    E. 酸

106. 重金属检查常用的显色剂是
    A. 硫化钠
    B. 硫化铵
    C. 硫酸钠
    D. 亚硫酸钠
    E. 硫代乙酰胺

107. 阿司匹林检查"溶液的澄清度",主要控制的杂质是
    A. 乙酰水杨酸
    B. 苯酚
    C. 水杨酸苯酯
    D. 乙酰水杨酸苯酯
    E. 醋酸苯酯

108. 属于杂环类药物的是
    A. 地西泮
    B. 肾上腺素
    C. 氟康唑
    D. 盐酸利多卡因
    E. 硝苯地平

109. 尿液检查所需样品根据检查项目的不同有
    A. 时间尿
    B. 随时尿
    C. 晨尿
    D. 夜间尿
    E. 白天尿

110. 包衣的目的有
    A. 控制药物在胃肠道中的释放部位
    B. 控制药物在胃肠道中的释放速度
    C. 掩盖药物的苦味
    D. 防潮、避光、增加药物的稳定性
    E. 改善片剂的外观

111. 造成黏冲的原因有
    A. 颗粒含水量过多
    B. 压力不够
    C. 冲模表面粗糙
    D. 润滑剂使用不当
    E. 环境湿度过大

112. 一般不宜制成胶囊剂的药物是
    A. 药物是水溶液
    B. 药物油溶液
    C. 药物稀乙醇溶液
    D. 风化性药物
    E. 吸湿性很强的药物

113. 下列为膜剂成膜材料的是
    A. 聚乙二醇
    B. 聚乙烯醇
    C. EVA
    D. 羟丙基纤维素
    E. Poloxamer

114. 可损害第八对脑神经,引起耳聋的药物有
    A. 硫酸阿米卡星
    B. 硫酸链霉素
    C. 硫酸妥布霉素
    D. 硫酸庆大霉素
    E. 硫酸卡那霉素

115. 对喹诺酮类药物描述正确的有
    A. 与金属离子形成螯合物,引起体内金属离子流失,产生副作用
    B. 喹诺酮结构的8位若有氟原子存在,会产生光毒性
    C. 对P450酶有抑制作用,与某些药物合用时会产生相互作用
    D. 可产生不可逆耳聋

    E. 具有骨髓抑制毒性反应

116. 结构中含三氮唑环的抗真菌药物是
    A. 伊曲康唑
    B. 咪康唑
    C. 酮康唑
    D. 氟康唑
    E. 特康唑

117. 下列药物属于反转录酶抑制剂的是
    A. 齐多夫定
    B. 奈韦拉平
    C. 司他夫定
    D. 拉米夫定
    E. 奥司他韦

118. 呋喃妥因具有以下哪些性质
    A. 含有酰亚胺结构
    B. 结构中含有咪唑二酮
    C. 为硝基呋喃类抗菌药
    D. 主要治疗泌尿道感染
    E. 可用于抗滴虫和抗阿米巴原虫感染

119. 根据化学结构将抗疟药分为
    A. 喹啉醇类
    B. 氨基喹啉类
    C. 2,4-二氨基嘧啶类
    D. 嘧啶类
    E. 青蒿素类

120. 属于抗代谢的抗肿瘤药物有
    A. 卡培他滨
    B. 喜树碱
    C. 雷替曲塞
    D. 卡莫氟
    E. 盐酸多柔比星

参 考 答 案

1. B	2. D	3. A	4. C	5. E	6. A	7. A	8. C	9. A	10. A
11. A	12. D	13. A	14. A	15. B	16. E	17. D	18. B	19. C	20. A
21. C	22. D	23. D	24. E	25. E	26. C	27. C	28. C	29. C	30. B
31. E	32. A	33. D	34. B	35. B	36. D	37. B	38. C	39. C	40. D
41. D	42. B	43. A	44. C	45. C	46. A	47. B	48. D	49. C	50. B
51. E	52. C	53. D	54. E	55. D	56. C	57. E	58. B	59. E	60. D
61. C	62. E	63. B	64. A	65. C	66. D	67. B	68. E	69. D	70. D
71. C	72. A	73. D	74. A	75. C	76. E	77. D	78. B	79. E	80. A
81. D	82. A	83. B	84. C	85. D	86. B	87. D	88. A	89. D	90. C
91. D	92. E	93. C	94. C	95. C	96. B	97. A	98. D	99. C	100. C

101. BCE 　　102. ABCDE 　　103. ACE 　　104. ABCDE 　　105. ABCDE
106. AE 　　107. BCDE 　　108. ACE 　　109. ABCDE 　　110. ABCDE
111. ACDE 　　112. ACDE 　　113. BCD 　　114. ABCDE 　　115. ABC
116. ADE 　　117. ABCDE 　　118. ABCD 　　119. ABCE 　　120. ACD

试卷标识码:

国家执业药师资格考试

药学专业知识（一）
押题秘卷（四）

考生姓名：_____

准考证号：_____

考　　点：_____

考　场　号：_____

一、A 型题（单句型最佳选择题）

答题说明
以下每一道考题下面有 A、B、C、D、E 五个备选答案。请从中选择一个最佳答案。

1. 《中国药典》(二部)中规定,"贮藏"项下的冷藏是指
   A. 不超过 20℃
   B. 避光并不超过 20℃
   C. 0℃~5℃
   D. 2℃~10℃
   E. 10℃~30℃

2. 为正确使用《中国药典》进行药品质量检定的基本原则是
   A. 凡例
   B. 正文
   C. 附录
   D. 索引
   E. 总则

3. 旋光法测定的药物应具有
   A. 不对称碳原子
   B. 共轭体系
   C. 立体结构
   D. 氢键
   E. 苯环结构

4. 《中国药典》中,磺胺甲噁唑含量测定采用的滴定液是
   A. 氢氧化钠滴定液
   B. 盐酸滴定液
   C. 高氯酸滴定液
   D. 亚硝酸钠滴定液
   E. 乙二胺四醋酸滴定液

5. 气相色谱法的检测器是
   A. 电子捕获检测器
   B. 紫外检测器
   C. 蒸发光散射检测器
   D. 荧光检测器
   E. 光二极管阵列检测器

6. 在薄层色谱法中,R_f 值的最佳范围是
   A. 0.1~0.2
   B. 0.1~1.0
   C. 0.2~0.8
   D. 0.3~0.5
   E. 0.3~0.7

7. 体内药物分析中最难、最繁琐,而且也最重要的一个环节是
   A. 样品的采集
   B. 蛋白质的去除
   C. 样品的分析
   D. 样品的制备
   E. 样品的贮存

8. 《中国药典》测定药物中的残留溶剂采用的方法是
   A. 干燥失重测定法
   B. 比色法
   C. 高效液相色谱法
   D. 薄层色谱法
   E. 气相色谱法

9. 精密称取苯巴比妥 0.2099g,依法用硝酸银滴定液(0.1002mol/L)滴定至终点时消耗 9.00mL,每 1mL 硝酸银滴定液(0.1mol/L)相当于 23.22mg 的苯巴比妥。苯巴比妥的含量为
   A. 94.4%
   B. 97.8%

C. 98.6%
D. 99.8%
E. 100.2%

10. 磺胺嘧啶片的含量测定,《中国药典》采用的方法是
    A. UV 法
    B. 非水溶液滴定法
    C. 溴酸钾法
    D. HPLC 法
    E. 亚硝酸钠滴定法

11. 可见光的波长范围是
    A. 大于 760nm
    B. 200~400nm
    C. 400~760nm
    D. 小于 400mm
    E. 760~1000nm

12.《中国药典》规定,应使用读数至多少的旋光计
    A. 0.0001
    B. 0.001
    C. 0.01
    D. 0.1
    E. 1

13. 荧光分析法
    A. 由振-转能级跃迁引起的
    B. 由 $\pi \to \pi^*$ 跃迁引起的
    C. 通过振动弛豫回至第一激发态,再跃迁基态所引起的
    D. 不符合 Beer-Lambert 定律
    E. 采用真空热电偶作检测器

14. 阿司匹林片剂和肠溶片中水杨酸的限量分别是
    A. 0.3% 和 0.5%
    B. 0.3% 和 1.5%

C. 0.1% 和 0.5%
D. 0.1% 和 1.5%
E. 0.5% 和 0.5%

15. 药品质量标准中不包括以下哪项
    A. 名称
    B. 用法与剂量
    C. 鉴别
    D. 性状
    E. 含量测定

16. 按规定方法测得某药物的含量为 0.2010g/片,其真实含量若为 0.2000g/片,则绝对误差为
    A. 0.0010g/片
    B. ±0.0010g/片
    C. -0.0010g/片
    D. 0.10g/片
    E. 0.20g/片

17. 一般相对分子质量大于多少的药物,较难通过角质层
    A. 1000
    B. 2000
    C. 3000
    D. 5000
    E. 6000

18. 关于热原耐热性的错误表述是
    A. 在 60℃加热 1 小时热原不受影响
    B. 在 100℃加热热原也不会发生热解
    C. 在 180℃加热 3~4 小时可使热原彻底破坏
    D. 在 250℃加热 30~45 分钟可使热原彻底破坏
    E. 在 400℃加热 1 分钟可使热原彻底破坏

19. 与氨苄西林的性质不符的是
    A. 水溶液可分解

B. 不能口服
C. 易发生聚合反应
D. 分子中有四个手性中心
E. 与茚三酮溶液呈颜色反应

20. 下列哪个药物的化学结构与多西环素相似
    A. 麦迪霉素
    B. 磷霉素
    C. 美他环素
    D. 阿米卡星
    E. 克拉维酸

21. 有关外源性过敏原叙述正确的是
    A. 主要来自β-内酰胺抗生素在生物合成时带入的残留量的蛋白多肽类杂质
    B. 来自于生产、贮存和使用过程中β-内酰胺环开环自身聚合
    C. 是一种高分子聚合物
    D. 不会引起过敏
    E. 青霉噻唑基是一种外源性过敏原

22. 异烟肼产生肝毒性的主要原因是
    A. 代谢产生N-乙酰异烟肼,进一步水解产生乙酰肼
    B. 到体内与金属离子络合,形成螯合物
    C. 体内与维生素B_6结合
    D. 体内产生耐药性
    E. 体内与DNA等生物大分子结合

23. 通过干扰NAD(烟酰胺腺嘌呤二核苷酸)的合成而发挥抗结核治疗作用的药物是
    A. 利福平
    B. 链霉素
    C. 乙胺丁醇
    D. 对氨基水杨酸钠
    E. 吡嗪酰胺

24. 喷昔洛韦是下列哪个药物的生物电子等排体
    A. 司他夫定
    B. 更昔洛韦
    C. 茚地那韦
    D. 利巴韦林
    E. 奥司他韦

25. 具有异喹啉结构的抗菌药是
    A. 林可霉素
    B. 盐酸小檗碱
    C. 甲硝唑
    D. 替硝唑
    E. 盐酸克林霉素

26. 与阿苯达唑相符的叙述是
    A. 有旋光性,临床应用其左旋体
    B. 易溶于水和乙醇
    C. 有免疫调节作用的广谱驱虫药
    D. 含苯并咪唑环的广谱高效驱虫药
    E. 不含硫原子的广谱高效驱虫药

27. 化学结构如下的药物是

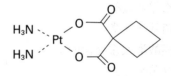

A. 顺铂
B. 卡铂
C. 来曲唑
D. 他莫昔芬
E. 昂丹司琼

28. 将苯丙氨酸引入氮芥结构中得到美法仑的目的是
    A. 改善药物的溶解性
    B. 延长药物的作用时间
    C. 降低药物的毒副作用
    D. 改善药物的吸收性能
    E. 增加药物对特定部位的选择性

29. 抗肿瘤药物塞替派属于
   A. 乙撑亚胺类类烷化剂
   B. 嘧啶类抗代谢物
   C. 叶酸类抗代谢物
   D. 氮芥类烷化剂
   E. 嘌呤类抗代谢物

30. 化学结构如下的药物是

   A. 阿霉素
   B. 昂丹司琼
   C. 米托蒽醌
   D. 依托泊苷
   E. 来曲唑

31. 烷化剂类抗肿瘤药物的结构类型不包括
   A. 氮芥类
   B. 乙撑亚胺类
   C. 硝基咪唑类
   D. 磺酸酯及多元卤醇类
   E. 亚硝基脲类

32. 关于输液叙述不正确的是
   A. 输液中不得添加任何抑菌剂
   B. 输液对无菌、无热原及澄明度这三项,更应特别注意
   C. 渗透压可为等渗或低渗
   D. 输液的滤过,精滤目前多采用微孔滤膜
   E. 输液pH在4~9范围

33. 溶剂的极性直接影响药物的
   A. 溶解度
   B. 稳定性
   C. 润湿性
   D. 溶解速度
   E. 保湿性

34. 用于注射用灭菌粉末的溶剂或注射液的稀释剂是
   A. 纯化水
   B. 注射用水
   C. 灭菌蒸馏水
   D. 灭菌注射用水
   E. 制药用水

35. 对热敏感且在水溶液中不稳定的药物适合采用哪种制法制备注射剂
   A. 灭菌溶剂结晶法制成注射用无菌分装产品
   B. 冷冻干燥制成注射用冷冻干燥制品
   C. 喷雾干燥法制得注射用无菌分装产品
   D. 无菌操作制备溶液型注射剂
   E. 低温灭菌制备溶液型注射剂

36. 关于血浆代用液叙述错误的是
   A. 血浆代用液在有机体内有代替全血的作用
   B. 代血浆应不妨碍血型试验
   C. 不妨碍红细胞的携氧功能
   D. 在血液循环系统内,可保留较长时间,易被机体吸收
   E. 不得在脏器组织中蓄积

37. 有关溶解度的正确表述是
   A. 溶解度系指在一定压力下,在一定量溶剂中溶解药物的最大量
   B. 溶解度系指在一定温度下,在一定量溶剂中溶解药物的最大量
   C. 溶解度系指在一定温度下,在水中溶解药物的量
   D. 溶解度系指在一定温度下,在溶剂中溶解药物的量
   E. 溶解度系指在一定压力下,在溶剂中溶解药物的量

38. 今有薄荷油（Ⅰ）、吐温-80（Ⅱ）和水（Ⅲ），由以上三者混合制成增溶性液体制剂,采用下列哪种混合次序最佳
   A. Ⅱ与Ⅲ混合后,再加Ⅰ
   B. Ⅰ与Ⅱ混合,再加Ⅲ
   C. Ⅰ与Ⅲ混合后,再加Ⅱ
   D. Ⅰ+Ⅱ+Ⅲ
   E. 先加Ⅰ,Ⅱ与Ⅲ混合后加入

39. 有关粉体粒径测定,表述不正确的是
   A. 用显微镜法测定时,一般需测定300～600个粒子
   B. 沉降法适用于100μm以下粒子的测定
   C. 筛分法常用于45μm以上粒子的测定
   D. 《中国药典》中九号筛的孔径大于一号筛的孔径
   E. 工业筛用每一英寸长度上的筛孔数目表示

40. 吐温类表面活性剂溶血作用的顺序是
   A. 吐温20＞吐温40＞吐温60＞吐温80
   B. 吐温80＞吐温60＞吐温40＞吐温20
   C. 吐温80＞吐温40＞吐温60＞吐温20
   D. 吐温20＞吐温60＞吐温40＞吐温80
   E. 吐温40＞吐温20＞吐温60＞吐温80

二、B型题（标准配伍题）

答题说明
以下提供若干组考题,每组考题共用在考题前列出的A、B、C、D、E五个备选答案。请从中选择一个与问题关系最密切的答案。某个备选答案可能被选择一次、多次或不被选择。

(41～43题共用备选答案)
   A. 吸光度
   B. 熔点
   C. 旋光度
   D. 酸度
   E. 密度

41. 偏振光旋转的角度称为
42. 物质按照规定的方法测定,由固体熔化成液体的温度称为
43. 溶液中氢离子活度的负对数称为

(44～46题共用备选答案)
   A. 司可巴比妥钠
   B. 布洛芬
   C. 阿司匹林
   D. 对乙酰氨基酚
   E. 丙磺舒

以下杂质检查对应的药物是
44. 取供试品0.50g,加温热至约45℃的碳酸钠试液10mL溶解后,溶液应澄清

45. 取供试品2.0g,加新沸过的冷水100mL,置水浴上加热5分钟,并加振摇,放冷,滤过;取滤液50mL,加酚酞指示液数滴,用氢氧化钠滴定液(0.1mol/L)滴定,消耗氢氧化钠滴定液(0.1mol/L)不得过0.25mL

46. 取供试品1.0g,加新沸过的冷水10mL溶解后,溶液应澄清

(47～48题共用备选答案)
   A. 非水溶液滴定法(不加醋酸汞)
   B. 非水溶液滴定法(加醋酸汞)
   C. 紫外分光光度法
   D. 非水溶液滴定法(电位法)
   E. 高效液相色谱法

47. 测定盐酸麻黄素适用
48. 测定硝酸士的宁适用

(49～51题共用备选答案)
   A. 熔点测定第一法
   B. 熔点测定第二法

C. 折光率测定法

D. pH 测定

E. 旋光度测定法

49. 测定时用玻璃电极作指示电极的测定方法是

50. 测定前用溶剂空白校正的测定方法是

51. 测定前用缓冲液校正的测定方法是

(52~55 题共用备选答案)

A. 碘化钠溶液

B. 重铬酸钾硫酸溶液

C. 聚苯乙酰薄膜

D. 氘灯光源

E. 标准石英片或蔗糖

52. 红外分光光度计波数检定应使用

53. 紫外分光光度计波长检验应使用

54. 红外分光光度计分辨率检定应使用

55. 紫外分光光度计吸光度检验应使用

(56~57 题共用备选答案)

A. 氯化物

B. 砷盐

C. 铁盐

D. 硫酸盐

E. 重金属

56. 在酸性溶液中与氯化钡生成浑浊液的方法是检查

57. 在酸性溶液中与硫氰酸盐生成红色的方法是检查

(58~61 题共用备选答案)

A. 苯丙二酰脲

B. 酸性杂质

C. 2-苯基丁酰胺

D. 对氨基酚

E. 苯基丁酰脲

58. 苯巴比妥的酸度应检查

59. 苯巴比妥的乙醇溶液澄清度应检查

60. 苯巴比妥中中性或碱性应检查

61. 司可巴比妥溶液的澄清度应检查

(62~65 题共用备选答案)

A. 1.2%

B. 0.005%

C. 0.06%

D. 0.02%

E. 0.1%

62. 对乙酰氨基酚中对氨基酚的限量为

63. 盐酸普鲁卡因注射液中对氨基苯甲酸的限量为

64. 异烟肼中游离肼的限量为

65. 肾上腺素中肾上腺酮的限量为

(66~67 题共用备选答案)

A. 极易溶解

B. 易溶

C. 极微溶解

D. 几乎不溶或不溶

E. 微溶关于溶解度

66. 溶质 1g(mL)能在溶剂不到 1mL 中溶解是

67. 溶质 1g(mL)在溶剂 10000mL 中不能完全溶解是

(68~70 题共用备选答案)

A. 葡萄糖

B. 磺胺嘧啶

C. 硫酸阿托品

D. 奥沙西泮

E. 丙磺舒

以下反应所鉴别的药物是

68. 水解后的重氮化-偶合反应

69. 重氮化-偶合反应

70. 碱性酒石酸铜试液反应

(71~72 题共用备选答案)

A. 透光率

B. 波长

C. 吸光度

D. 吸收系数
E. 液层厚度

71. A 是
72. L 是

(73~75题共用备选答案)
A. 更昔洛韦
B. 盐酸伐昔洛韦
C. 阿昔洛韦
D. 泛昔洛韦
E. 阿德福韦酯

73. 含新特戊酸酯结构的前体药物是
74. 含缬氨酸结构的前体药物是
75. 在肠壁吸收后可代谢生成喷昔洛韦的前体药物是

(76~77题共用备选答案)
A. 左氧氟沙星
B. 盐酸乙胺丁醇
C. 利巴韦林
D. 齐多夫定
E. 氯霉素

76. 结构中含有一个手性碳原子,有两个光学异构体的药物是
77. 结构中含有两个手性碳原子,有四个异构体的药物是

(78~81题共用备选答案)
A. 磷酸氯喹
B. 乙胺嘧啶
C. 青蒿素
D. 二盐酸奎宁
E. 吡喹酮

78. 为喹啉醇类抗疟药物的是
79. 为2,4-二氨基嘧啶类抗疟药物的是
80. 属于青蒿素类的是
81. 属于氨基喹啉类的是

(82~83题共用备选答案)
A. 碘化钠溶液
B. 重铬酸钾硫酸溶液
C. 聚苯乙酰薄膜
D. 氘灯光源
E. 标准石英片或蔗糖

82. 红外分光光度计波数检定应使用
83. 紫外分光光度计波长检验应使用

(84~85题共用备选答案)
A. 氧氟沙星
B. 加替沙星
C. 斯帕沙星
D. 环丙沙星
E. 诺氟沙星

84. 结构中含有甲氧基的是
85. 结构中含有两个氟原子的是

四、X型题(多项选择题)

答题说明

以下每一道考题下面有 A、B、C、D、E 五个备选答案。请从中选择二个或二个以上的正确答案。

(86~89题共用题干)
某患者,因心绞痛送院急救,医生先静注维拉帕米稳定病情。手术后,医生为其注射葡萄糖注射液补充体力并强化心脏功能。下为葡萄糖注射液处方。

[处方]浓度	5%	10%	25%	50%
注射用葡萄糖	50g	100g	250g	500g
1%盐酸	适量	适量	适量	适量
注射用水加至	1000mL	1000mL	1000mL	1000mL

86. 葡萄糖注射液中,盐酸作为 pH 调节剂,应将 pH 值调至
   A. 3.0~3.2
   B. 3.8~4.0
   C. 6.5~7.0
   D. 8.0~8.5
   E. 5.5~6.0

87. 维拉帕米的结构是
   A.
   B.
   C.
   D.
   E.

88. 下列叙述中与地尔硫䓬不符的是
   A. 属于苯并硫氮杂䓬类钙通道阻滞剂
   B. 分子结构中有两个手性碳原子,临床使用(2S,3S)异构体
   C. 口服吸收完全,且无首过效应
   D. 体内主要代谢途径为脱乙基、N-脱甲基和 O-脱甲基
   E. 临床用于治疗冠心病中各型心绞痛,也有减缓心率的作用

89. 注射剂的配伍使用一直是临床热点,两性霉素 B 注射液为胶体分散系统,若加入到含大量电解质的输液中出现沉淀,是由
   A. 直接反应引起
   B. 混合的顺序引起
   C. 缓冲剂引起
   D. 盐析作用引起
   E. 溶剂组成改变引起

(90~93 题共用题干)
2006 年 10 月,默沙东公司决定在全球范围内召回用于治疗风湿性关节炎的药物万络。万络,又名罗非昔布片,能够缓解疼痛,用于治疗骨关节炎症及原发性痛经等。据专家透露,该药会增加患者心脏病及中风的发生几率。美国 FDA 药物安全部称,大剂量的服用该药物,患心肌梗死和心脏猝死的危险增加了三倍。

90. 副作用是在哪种剂量下产生的不良反应
   A. 最小有效量
   B. 治疗剂量
   C. 中毒剂量
   D. 阈剂量
   E. 极量

91. 临床上有很多用于治疗炎症不同结构不同类型的药物,下列抗炎药物中,具有 1,2-苯并噻嗪结构的药物是
   A. 美洛昔康
   B. 吲哚美辛
   C. 阿司匹林
   D. 双氯芬酸
   E. 布洛芬

92. 临床上用于治疗心律失常的药物中,属于 Ic 类,延缓传导的抗心律失常药物是
   A. 普萘洛尔
   B. 盐酸普鲁卡因胺
   C. 盐酸普罗帕酮
   D. 盐酸利多卡因
   E. 盐酸维拉帕米

93. 药物在上市投入使用之前要进行一系列动物及临床实验,测量一些药效学及药动学参数,如药物的半数致死量,药物的半数致死量是指
   A. 引起50%实验动物死亡的剂量
   B. 引起50%动物中毒的剂量
   C. 引起50%动物产生阳性反应的剂量
   D. 和50%受体结合的剂量
   E. 达到50%有效血药浓度的剂量

(94~98题共用题干)
抗生素药物现今被人们广泛使用于治疗各种炎症引起的疾病,如咽喉炎、支气管炎等,效果显著见效快。但也正是因为抗生素的滥用导致一些病毒的耐药性越来越强,甚至产生超级病毒。因此对于抗生素的使用还是要遵循医嘱,避免滥用。
下面是克拉霉素胶囊的处方:克拉霉素 250g,淀粉32g,低取代轻丙基纤维素(L-HPC)6g,微粉硅胶4.5g,硬脂酸镁L 5g,淀粉浆(10%)适量,制成1000粒。

94. 在上述处方中既可作为稀释剂又可作为崩解剂的是
   A. 淀粉
   B. L-HPC
   C. 微粉硅胶
   D. 硬脂酸镁
   E. 淀粉浆

95. 已规定检查溶出度的胶囊剂,不必再检查
   A. 崩解度
   B. 重量差异
   C. 溶解度
   D. 硬度
   E. 脆碎度

96. 现今临床应用的抗菌药除了抗生素还有一部分是合成类抗菌药。合成类抗菌药中有一类是喹诺酮类。喹诺酮类抗菌药可与钙、镁、铁等金属离子形成螯合物,是因为分子中存在
   A. 7位哌嗪基团
   B. 6位氟原子
   C. 8位甲氧基
   D. 1位烃基
   E. 3位羧基和4位酮羰基

97. 已知与红霉素相比,克拉霉素在酸中较稳定,那么克拉霉素的酸稳定性是对红霉素哪个位置进行修饰的结果
   A. C_3 位
   B. C_6 位
   C. C_9 位
   D. C_{12} 位
   E. C_1 位

98. 下列适合制成胶囊剂的药物是
   A. 易风化的药物
   B. 吸湿性的药物
   C. 药物的稀醇溶液
   D. 具有臭味的药物
   E. 油性药物的乳状液

(99~100题共用题干)
某患者体重为75kg,用利多卡因治疗心律失常,利多卡因的表现分布容积 V=1.7L/kg,k=0.46h^{-1},希望治疗一开始便达到2μg/mL的治疗浓度,请确定

99. 静滴速率为
   A. 1.56mg/h
   B. 117.30mg/h
   C. 58.65mg/h
   D. 29.32mg/h
   E. 15.64mg/h

100. 负荷剂量为
   A. 255mg
   B. 127.5mg
   C. 25.5mg
   D. 510mg
   E. 51mg

四、X型题（多项选择题）

答题说明

以下每一道考题下面有 A、B、C、D、E 五个备选答案。请从中选择二个或二个以上的正确答案。

101. 《中国药典》索引中包括
    A. 中文索引
    B. 英文索引
    C. 拉丁文索引
    D. 汉语拼音索引
    E. 化学名称索引

102. 样品总件数为 n，如按包装件数来取样，其原则为
    A. $n \leq 300$ 时，按 $\sqrt{n}+1$ 取样
    B. $n > 300$ 时，按 $\sqrt{n/2}+1$ 取样
    C. $n \leq 300$ 时，按 $\sqrt{n}+1$ 取样
    D. $n > 300$ 时，按 $\sqrt{n/2}+1$ 取样
    E. $300 \geq X > 3$ 时，随机取样

103. pH 值测定的步骤包括
    A. pH-mV 选择
    B. 温度补偿
    C. 定位
    D. 测定
    E. 温度计校正

104. 碘量法按照滴定方式的不同可分为
    A. 碘滴定法
    B. 重碘化滴定法
    C. 置换碘量法
    D. 碘酸钾法
    E. 剩余碘量法

105. 红外分光光度计主要由以下哪些部件组成
    A. 辐射源
    B. 吸收池
    C. 单色器
    D. 检测器
    E. 记录仪

106. 影响电泳法的主要因素有
    A. 电泳室类型
    B. 缓冲液的 pH 值
    C. 样品浓度
    D. 电场强度
    E. 电压梯度

107. 杂质限量常用的表示方法有
    A. mg
    B. ng
    C. mol/L
    D. 百分之几
    E. 百万分之几

108. 需进行治疗药物监测的药物是
    A. 庆大霉素
    B. 普鲁卡因胺
    C. 地高辛
    D. 卡马西平
    E. 阿米替林

109. 国内包衣一般用滚转包衣法，以下有关包衣机的叙述正确的有
    A. 由包衣锅、动力部分、加热器、鼓风机组成
    B. 包衣锅可用不锈钢、紫铜等导热性好的材料制成
    C. 包衣锅的中轴与水平面成 60°角
    D. 包衣锅转速越高，包衣效果越好
    E. 加热可用电热丝或煤气，最好通入干热蒸气

110. 制备微丸剂常用
    A. 沸腾制粒法
    B. 喷雾制粒法
    C. 高速搅拌制粒法
    D. 挤出滚圆法
    E. 锅包衣法

111. 注射剂的质量要求包括
    A. 无菌
    B. 无热原
    C. 融变时限
    D. 澄明度
    E. 渗透压

112. 关于滤过的影响因素错误的表述有
    A. 操作压力越大,滤过速度越快,因此常采用加压或减压滤过法
    B. 滤液的黏度越大,则滤过速度越慢
    C. 滤材中毛细管半径越细,阻力越大,不易滤过
    D. 由于Poiseuile公式中无温度因素,故温度对滤过速度无影响
    E. 滤速与滤材的毛细管长度成正比

113. 下列哪些输液是血浆代用液
    A. 碳水化合物的输液
    B. 静脉注射脂肪乳剂
    C. 复方氨基酸输液
    D. 右旋醣酐注射液
    E. 羟乙基淀粉注射液

114. 下列哪些物品可选择湿热灭菌法
    A. 注射用油
    B. 葡萄糖输液
    C. 无菌室空气
    D. Vit E 注射液
    E. 右旋糖酐注射液

115. 可作为氯霉素滴眼剂pH调节剂的是
    A. 10% HCl
    B. 硼砂
    C. 尼泊金甲酯
    D. 硼酸
    E. 硫柳汞

116. 多西环素具有下列哪些性质
    A. 为广谱四环素类抗生素
    B. 为酸碱两性药物,药用制剂为盐酸盐
    C. 又称甲烯土霉素
    D. 为6位羟基脱除的土霉素
    E. 在酸碱中的稳定性比土霉素有较大提高

117. 四环素类药物主要不稳定的部位是
    A. 2位酰胺
    B. 3位烯醇羟基
    C. 4位二甲氨基
    D. 6位羟基
    E. 10位酚羟基

118. 下列关于磺胺类药物构效关系叙述正确的是
    A. 对氨基苯磺酰胺基是必需的基本结构
    B. 芳氨基上的取代基对抑菌活性有较大的影响
    C. 磺酰胺基 N-双取代物可使抑菌作用增强
    D. 苯环被其他芳环取代或在苯环上引入其他基团,抑菌活性降低
    E. 酸性解离常数 pKa 为 6.5~7.0 时活性最强

119. 下列有关唑类抗真菌药的结构特征叙述正确的是
    A. 分子中至少含有一个唑环(咪唑或三氮唑)
    B. 都以唑环1位氮原子通过中心碳原子与芳烃基连接

C. 芳烃基一般为一卤或二卤取代
D. 一般含有烯丙胺结构
E. 结构中含有多烯结构

120. 用硫置换巴比妥类分子中 2 位上的氧,则

A. 脂溶性增加
B. 起效慢
C. 起效快
D. 作用时间长
E. 作用时间短

参 考 答 案

1. D	2. A	3. A	4. D	5. A	6. D	7. D	8. E	9. D	10. D
11. C	12. C	13. B	14. B	15. B	16. A	17. C	18. E	19. B	20. C
21. A	22. A	23. E	24. B	25. B	26. D	27. B	28. E	29. A	30. C
31. C	32. C	33. A	34. D	35. B	36. A	37. D	38. B	39. D	40. D
41. C	42. B	43. D	44. C	45. E	46. A	47. B	48. D	49. D	50. E
51. D	52. C	53. D	54. C	55. D	56. D	57. C	58. A	59. B	60. C
61. B	62. E	63. A	64. D	65. C	66. A	67. D	68. D	69. B	70. A
71. C	72. E	73. E	74. B	75. D	76. A	77. E	78. D	79. B	80. C
81. A	82. E	83. C	84. B	85. C	86. B	87. B	88. C	89. D	90. B
91. A	92. C	93. A	94. A	95. A	96. E	97. B	98. D	99. B	100. A

101. AB	102. CD	103. ABCD	104. ACE	105. ABCDE
106. BCDE	107. DE	108. ABCDE	109. ABE	110. ABDE
111. ABDE	112. DE	113. DE	114. BDE	115. BD
116. ABDE	117. CD	118. ABDE	119. ABC	120. ACE

试卷标识码:

国家执业药师资格考试

药学专业知识（一）
押题秘卷（五）

考生姓名：_____

准考证号：_____

考　　点：_____

考　场　号：_____

一、A 型题（单句型最佳选择题）

答题说明

以下每一道考题下面有 A、B、C、D、E 五个备选答案。请从中选择一个最佳答案。

1. 下列哪项不是配制倍散时常用的稀释剂
   A. 糖粉
   B. 乳糖
   C. 糊精
   D. 羧甲基纤维素钠
   E. 碳酸钙

2. 某药厂生产抗生素粉针剂较适合的干燥方法为
   A. 流化床干燥
   B. 喷雾干燥
   C. 红外干燥
   D. 微波干燥
   E. 冷冻干燥

3. 表示各个粒径相对应的粒子占全粒子群中含量百分数的粒度分布是
   A. 频率分布
   B. 累积分布
   C. 对应分布
   D. 数率分布
   E. 积分分布

4. 贵重物料的粉碎常使用
   A. 研钵
   B. 球磨机
   C. 冲击式粉碎机
   D. 流能磨
   E. 胶体磨

5. 关于粉碎的药剂学意义，错误的是
   A. 粉碎有利于增加固体药物的溶解度和吸收
   B. 粉碎成细粉有利于各成分混合均匀
   C. 粉碎是为了提高药物的稳定性
   D. 粉碎有助于从天然药物提取有效成分
   E. 粉碎有利于提高固体药物在液体制剂中的分散性

6. 按《中国药典》标准，筛孔径最小的筛号是
   A. 五号筛
   B. 六号筛
   C. 七号筛
   D. 八号筛
   E. 九号筛

7. 关于常用制药用水，表述错误的是
   A. 纯化水为原水经蒸馏、离子交换、反渗透等适宜方法制得
   B. 纯化水中不含有任何附加剂
   C. 注射用水为纯化水经蒸馏所得的水
   D. 注射用水可用于注射用灭菌粉末的溶剂
   E. 纯化水可作为配制普通药物制剂的溶剂

8. 氯化钠等渗当量是指
   A. 与 100g 药物成等渗效应的氯化钠的量
   B. 与 10g 药物成等渗效应的氯化钠的量
   C. 与 10g 氯化钠成等渗效应的药物的量
   D. 与 1g 药物成等渗效应的氯化钠的量
   E. 与 1g 氯化钠成等渗效应的药物的量

9. 注射液的灌封中可能出现的问题不包括
   A. 封口不严
   B. 鼓泡
   C. 瘪头
   D. 焦头
   E. 变色

10. 关于注射剂特点的叙述错误的是
    A. 药效迅速作用可靠
    B. 适用于不宜口服的药物
    C. 适用于不能口服给药的病人
    D. 可以产生局部定位作用
    E. 使用方便

11. 注射于真皮和肌内之间,注射剂量通常为1~2mL的注射方法是
    A. 静脉注射
    B. 脊椎腔注射
    C. 肌内注射
    D. 皮下注射
    E. 皮内注射

12. 制备5%碘的水溶液,通常可采用的方法是
    A. 制成盐类
    B. 制成酯类
    C. 加增溶剂
    D. 加助溶剂
    E. 采用复合溶剂

13. 热压灭菌法所用的蒸汽是
    A. 流通蒸汽
    B. 饱和蒸汽
    C. 含湿蒸汽
    D. 过热蒸汽
    E. 115℃蒸汽

14. 影响药物胃肠道吸收的生理因素不包括
    A. 胃肠液成分与性质
    B. 胃肠道蠕动
    C. 循环系统
    D. 药物在胃肠道中的稳定性
    E. 胃排空速率

15. 透皮吸收制剂中加入"Azone"的目的是
    A. 增加塑性
    B. 产生抑菌作用
    C. 促进主药吸收
    D. 增加主药的稳定性
    E. 起分散作用

16. 湿法制粒机理不包括
    A. 部分药物溶解和固化
    B. 药物溶质的析出
    C. 干黏合剂的结合作用
    D. 液体的架桥作用
    E. 黏合剂的固结

17. 糖衣片出现片面不平是由于
    A. 撒粉太多、温度过高、衣层未干就包第二层
    B. 有色糖浆用量过少且未搅匀
    C. 衣层未干就加蜡打光
    D. 片芯层或糖衣层未充分干燥
    E. 衣料用量不当,温度过高或吹风过早

18. 以下改善维生素C注射剂稳定性的措施中,不正确的做法是
    A. 加入抗氧剂BHA或BHT
    B. 通惰性气体二氧化碳或氮气
    C. 调节pH值至6.0~6.2
    D. 采用100℃,流通蒸汽15分钟灭菌
    E. 加EDTA-2Na

19. 压片时,颗粒的含水量应控制在
    A. 10%
    B. 7.5%
    C. 5%
    D. 3%
    E. 0.5%

20. 常与亚胺培南合用的药物是
    A. 克拉维酸
    B. 舒巴坦钠
    C. 氨曲南

D. 硫霉素
E. 西司他丁

21. 青霉素 G 化学结构中有 3 个手性碳原子，它们的绝对构型是
   A. 2R,5R,6R
   B. 2S,5R,6R
   C. 2S,5S,6S
   D. 2S,2S,6R
   E. 2S,SR,6S

22. 与环丙沙星作用相似的药物是
   A. 克霉唑
   B. 金刚烷胺
   C. 磺胺甲噁唑
   D. 盐酸左氟沙星
   E. 阿昔洛韦

23. 具有以下化学结构的是
   A. 司他夫定
   B. 奥司他韦
   C. 阿昔洛韦
   D. 齐多夫定
   E. 利巴韦林

24. 卡莫司汀的化学名是
   A. 1,3-双(β-氯乙基)-1-亚硝基脲
   B. 1,3-双(α-氯乙基)-1-亚硝基脲
   C. 1,1-双(α-氯乙基)-3-亚硝基脲
   D. 1,1-双(β-氯乙基)-3-亚硝基脲
   E. 1,3-双(β-氯乙基)-1-硝基脲

25. 药物分析中,在设计范围内,测试结果和样品中被测组分的浓度(或量)直接成正比关系的程度称为
   A. 精密度
   B. 耐用性
   C. 准确度
   D. 线性
   E. 范围

26. 药物鉴别试验中属于化学方法的是
   A. 紫外光谱法
   B. 红外光谱法
   C. 用微生物进行试验
   D. 用动物进行试验
   E. 制备衍生物测定熔点

27. 《中国药典》中用高氯酸液滴定枸橼酸乙胺嗪片（规格 100mg/片）。取供试品 10 片,精密称得 2.000g,精密称取片粉 0.500g,依法滴定,消耗 0.100mol/L 的高氯酸液 6.40mL,每 1mL 的高氯酸（0.1mol/L）相当于 39.14mg 枸橼酸乙胺嗪,该供试品含量相当标示量为
   A. 99.5%
   B. 103.3%
   C. 100.2%
   D. 101.0%
   E. 99.0%

28. 《中国药典》中,硫酸亚铁片的含量测定
   A. 用碘滴定液滴定,淀粉作指示剂
   B. 用碘滴定液滴定,邻二氮菲作指示剂
   C. 用硫酸铈滴定液滴定,淀粉作指示剂
   D. 用硫酸铈滴定液滴定,邻二氮菲作指示剂
   E. 用 EDTA 滴定液滴定,邻二氮菲作指示剂

29. 用紫外分光光度法测定的药物通常具有
   A. 饱和结构
   B. 酯结构

C. 酰胺结构
D. 不饱和结构
E. 环状结构

30. 高效液相色谱法的检测器是
    A. 电子捕获检测器
    B. 热导检测器
    C. 蒸发光散射检测器
    D. 火焰光度检测器
    E. 火焰离子化检测器

31. 吸附剂"硅胶 H"的含义是
    A. 硅胶的型号
    B. 不含黏合剂的硅胶
    C. 含黏合剂煅石膏的硅胶
    D. 同时含有黏合剂和荧光剂的硅胶
    E. 不含黏合剂但有荧光剂的硅胶

32. 药物残留溶剂测定法中,苯属于
    A. 第一类溶剂
    B. 第二类溶剂
    C. 第三类溶剂
    D. 第四类溶剂
    E. 零类溶剂

33. 苯巴比妥鉴别项下不包括
    A. 红外分光光度法
    B. 丙二酰脲类的鉴别反应
    C. 与甲醛－硫酸的反应
    D. 与亚硝酸钠－硫酸的反应
    E. 制备衍生物测定熔点

34. 《中国药典》测定磺胺嘧啶片溶出度,采用的方法是
    A. 高效液相色谱法
    B. 红外分光光度法
    C. 紫外分光光度法
    D. 气相色谱法
    E. 荧光分析法

35. 红外光谱属于
    A. 分子光谱
    B. 原子光谱
    C. 电子光谱
    D. 发射光谱
    E. 质谱

36. 硫酸庆大霉素的含量(效价)测定应采用
    A. 汞量法
    B. 四氮唑比色法
    C. 微生物检定法
    D. 酸性染料比色法
    E. Kober 反应比色法

37. 药物的紫外光谱主要用于推测
    A. 分子中是否含杂原子
    B. 分子量的大小
    C. 药物的结构
    D. 分子结构中的各种基团
    E. 分子中是否有共轭骨架

38. 红外光谱是鉴别甾体激素类药物的重要方法,若红外光谱中有 1615cm、1590cm、1505cm 的特征峰时,表示该药物属于
    A. 皮质激素
    B. 雄性激素
    C. 雌激素
    D. 孕激素
    E. 其他

39. 以下原因造成的误差中,属于方法误差的是
    A. 容量分析中滴定反应不完全
    B. 仪器使用前未进行校正
    C. 滴定终点颜色的判断有误
    D. 未按仪器使用说明正确操作
    E. 实验室的温度不恒定

40. 在薄层色谱法中比移值的最佳范围是

A. 0.2~0.5
B. 0.2~0.7
C. 0.3~0.5
D. 0.3~0.8
E. 0.3~0.7

二、B型题（标准配伍题）

答题说明

以下提供若干组考题，每组考题共用在考题前列出的A、B、C、D、E五个备选答案。请从中选择一个与问题关系最密切的答案。某个备选答案可能被选择一次、多次或不被选择。

（41~44题共用备选答案）
A. 光电二极管阵列检测器
B. 十八烷基硅烷键合硅胶
C. 离子交换色谱法
D. 火焰离子化检测器
E. 电子捕获检测器

色谱法中，下列英文缩写
41. ODS代表
42. IEC代表
43. ECD代表
44. DAD代表

（45~47题共用备选答案）
A. 司可巴比妥钠
B. 苯巴比妥
C. 盐酸利多卡因
D. 对乙酰氨基酚
E. 注射用硫喷妥钠

以下鉴别试验鉴别的药物是
45. 加硫酸与亚硝酸钠，即显橙黄色，随即转为橙红色的是
46. 加氢氧化钠试液溶解后，加醋酸铅试液，生成白色沉淀，加热后，沉淀转为黑色的是
47. 供试品的水溶液加三氯化铁试液，即显蓝紫色的是

（48~49题共用备选答案）
A. USP
B. BP
C. JP
D. Ch. P
E. Ph. Fur.

48. 美国药典的缩写为
49. 英国药典的缩写为

（50~52题共用备选答案）
A. 紫外分光光度法
B. 热重分析法
C. 薄层色谱法
D. 分子排阻色谱法
E. 气相色谱法

50. 盐酸普鲁卡因注射液中的对氨基苯甲酸
51. 葡萄糖注射液中的5-羟甲基糠醛
52. 注射用青霉素钠中的青霉素聚合物

（53~56题共用备选答案）
A. 温度计
B. 旋光计
C. pH计
D. 阿培折光计
E. 高效液相色谱

53. 测定熔点所用仪器为
54. 测定pH所用仪器为
55. 测定比旋度所用仪器为
56. 测定折光率所用仪器为

（57~59题共用备选答案）
A. 罂粟酸
B. 马钱子碱

C. 莨菪碱
D. 洋地黄皂苷
E. 其他甾体

57. 盐酸吗啡需检查的特殊杂质为
58. 硝酸士的宁需检查的特殊杂质为
59. 硫酸阿托品需检查的特殊杂质为

(60~61题共用备选答案)
A. 旋光度
B. 折光率
C. 温度
D. 密度
E. 光源

在符号 n_{20}^{D} 中

60. n 的含义是
61. D 的含义是

(62~63题共用备选答案)
A. 准确度
B. 精密度
C. 检测限
D. 线性
E. 耐用性

62. 多次测定同一均匀样品所得结果之间的接近程度称为
63. 测定条件有小的变动时,测定结果不受其影响的承受程度称为

(64~67题共用备选答案)
A. MBC_{50}
B. MIC
C. MBC
D. MIC_{50}
E. MIC_{90}

64. 能抑制培养基内病原菌生长的最低药物浓度称为
65. 能杀灭培养基内病原菌的最低药物浓度称为
66. 在一批试验中能抑制50%受试菌株的最低药物浓度称为
67. 在一批试验中能将50%的受试菌杀灭所需药物浓度称为

(68~69题共用备选答案)
A. Eudragit Ⅳ
B. PEG6000
C. CAP
D. HPMC
E. PVA

68. 制备肠衣片宜采用
69. 常用作片剂黏合剂的是

(70~71题共用备选答案)
A. 二氧化钛
B. CAP
C. 丙二醇
D. 司盘80
E. 吐温80

70. 在包衣液的处方中,可作为增塑剂的是
71. 在包衣液的处方中,可作为遮光剂的是

(72~73题共用备选答案)
A. 静脉注射
B. 肌内注射
C. 皮内注射
D. 皮下注射
E. 脊椎注射

72. 起效最快的是
73. 水溶液、油溶液、混悬液、乳浊液均可注射的是

(74~75题共用备选答案)
A. 泡腾栓剂
B. 渗透泵栓剂
C. 凝胶栓剂
D. 双层栓剂
E. 微囊栓剂

74. 主要以速释为目的的栓剂是

75. 既有速释又有缓释作用的栓剂是

(76~79题共用备选答案)
A. 卵磷脂
B. 吐温80
C. 司盘80
D. 卖泽
E. 十二烷基硫酸钠

76. 属于脂肪酸山梨坦类非离子表面活性剂的是
77. 属于聚山梨酯类非离子表面活性剂的是
78. 属于两性离子表面活性剂的是
79. 属于阴离子表面活性剂的是

(80~82题共用备选答案)
A. 注入法
B. 超声波分散法
C. 逆相蒸发法
D. 冷冻干燥法
E. 研和法

80. 对热敏感的药制备脂质体的应用
81. 脂溶性药物亚油酸制备脂质体的应用
82. 大分子生物活性物质超氧化歧化酶制备脂质体的应用

(83~85题共用备选答案)
A. 咔唑环
B. 吲哚环
C. 三氮唑环
D. 喋啶环
E. 嘌呤环

83. 甲氨蝶呤结构中含有
84. 硫酸长春新碱结构中含有
85. 昂丹司琼结构中含有

三、C型题（综合分析选择题）

答题说明

以下提供若干个案例，每个案例下设若干个考题。每一道考题下面有A、B、C、D、E五个备选答案。请从中选择一个最佳答案。

(86~89题共用题干)
某患者，女，患有真菌性角膜炎，服用伊曲康唑片后效果不明显。遂去医院就诊，医生建议使用局部涂抹抗真菌眼膏同时搭配使用阿托品滴眼剂，症状有所缓解。
处方：伊曲康挫50g，淀粉50g，糊精50g，淀粉浆适量，羧甲基淀粉钠7.5g，硬脂酸镁0.8g，滑石粉0.8g，制成1000片。

86. 与抗真菌药的描述不相符的是
   A. 伊曲康唑分子中有两个三唑环
   B. 氟康唑分子中含有两个三氮唑环
   C. 氟康唑口服吸收可达90%
   D. 伏立康唑是肝药酶诱导剂
   E. 伊曲康唑代谢物活性增强

87. 有关滴眼剂叙述不正确的是
   A. 滴眼剂是直接用于眼部的外用液体制剂
   B. 滴眼剂应与泪液等渗
   C. 混悬型滴眼剂要求粒子大小大于50μm的不超过2个
   D. 滴眼剂每个容器的装量不得超过10mL
   E. 增加滴眼剂的黏度，使药物扩散速度减小，不利于药物的吸收

88. 在伊曲康唑片处方中，羟甲基淀粉钠的作用是
   A. 填充剂
   B. 崩解剂
   C. 润湿剂
   D. 粘合剂
   E. 润湿剂

89. 阿托品属于莨菪生物碱类解痉药，化学结构如下的莨菪碱药物是

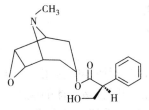

A. 山莨菪碱
B. 丁溴东莨菪碱
C. 东莨菪碱
D. 樟柳碱
E. 阿托品

(90~93题共用题干)

某患者,男,出租车司机,因工作原因饮食不规律,生活压力大、情绪紧张导致失眠多梦,服用艾司唑仑片。一日工作时感到胃部疼痛,面色苍白,送往急诊接受治疗。诊断为出血性胃溃疡。

90. 下列叙述中与艾司唑仑不符的是
   A. 母核为1,4-苯并二氮杂䓬
   B. 含有三氮唑环且环上无甲基取代
   C. 其作用比地西泮强十倍
   D. 主要用于各种焦虑症
   E. 加入三唑环,会使活性增加

91. 西咪替丁结构中含有
   A. 呋喃环
   B. 噻唑环
   C. 噻吩环
   D. 咪唑环
   E. 吡啶环

92. 奥美拉唑的作用机制是
   A. 组胺H_1受体拮抗剂
   B. 组胺H_2受体拮抗剂
   C. 质子泵抑制剂
   D. 乙酰胆碱酯酶抑制剂
   E. 磷酸二酯酶抑制剂

93. 可作片剂的水溶性润滑剂的是
   A. 滑石粉
   B. 十二烷基硫酸钠(SDS)
   C. 淀粉

D. 羧甲基淀粉钠(CMS-Na)
E. 预胶化淀粉

(94~98题共用题干)

某患者,女,因长期佩戴隐形眼镜患有角膜炎。临床表现为眼部有异物感、瘙痒并伴有分泌物增加。使用醋酸可的松滴眼液并每日热敷洗眼进行治疗后有所好转。下为醋酸可的松滴眼液处方:醋酸可的松(微晶)5.0g,吐温 800.8g,硝酸苯汞0.02g,硼酸20.0g,羧甲基纤维素钠2.0g,蒸馏水加至1000mL。

94. 关于醋酸可的松滴眼液处方错误的是
   A. 硼酸为pH值等渗调节剂
   B. 硼酸不会降低羧甲基纤维素钠的黏度,且能减轻药液对眼黏膜的刺激性
   C. 可以使用苯扎溴铵作为防腐剂
   D. 醋酸可的松微晶的粒径应在5~20μm之间,过粗易产生刺激性,降低疗效,甚至会损伤角膜
   E. 羧甲基纤维素钠为助悬剂

95. 醋酸可的松滴眼液属于混悬剂,那么混悬剂质量评价不包括的项目是
   A. 溶解度的测定
   B. 微粒大小的测定
   C. 沉降容积比的测定
   D. 絮凝度的测定
   E. 重新分散试验

96. 滴眼剂的给药途径属于
   A. 腔道给药
   B. 黏膜给药
   C. 注射给药
   D. 皮肤给药
   E. 呼吸道给药

97. 滴眼剂的抑菌剂不宜选用的品种是
   A. 碘仿
   B. 山梨酸
   C. 苯氧乙醇
   D. 苯扎溴铵
   E. 三氯叔丁醇

98. 醋酸可的松属于甾体激素类抗炎药物。不同的甾体激素类药物所产生的药效不同,化学结构如下的药物属于

A. 雌激素类药物
B. 雄激素类药物
C. 孕激素类药物
D. 糖皮质激素类药物
E. 同化激素类药物

(99~100题共用题干)
硝苯地平渗透泵片的处方如下。
药物层:硝苯地平100g,氯化钾10g,聚环氧乙烷355g,HPMC 25g,硬脂酸镁10g。
助推层:聚环氧乙烷170g,氯化钠72.5g,硬脂酸镁适量。
包衣液:醋酸纤维素(乙酰基值39.8%)95g,PEG 4000 5g,三氯甲烷1960mL,甲醇820mL。

99. 硝苯地平渗透泵片处方中助推剂为
A. 氯化钾
B. 氯化钠
C. HPMC
D. 三氯甲烷
E. 聚环氧甲烷

100. 有关硝苯地平渗透泵片叙述错误的是
A. 处方中PEG作致孔剂
B. 硬脂酸镁作润滑剂
C. 氯化钾和氯化钠为渗透压活性物质
D. 服用时压碎或咀嚼
E. 患者应注意不要漏服,服药时间必须一致

四、X型题(多项选择题)

答题说明

以下每一道考题下面有A、B、C、D、E五个备选答案。请从中选择二个或二个以上的正确答案。

101. 国家药品标准制定的原则有
A. 检验项目的制定要有针对性
B. 检验方法的选择要有科学性
C. 检验方法的选择要有可操作性
D. 标准限度的规定要有合理性
E. 检验条件的确定要有适用性

102. 属于系统误差的有
A. 试剂不纯
B. 滴定管未经校准
C. 滴定时有溶液溅出
D. 分析方法选用不当
E. 实验室温度变化

103. 与物质旋光度有关的因素包括
A. 物质的化学结构
B. 测定时溶液的浓度
C. 测定时光路长度
D. 测定时的温度
E. 测定时偏振光的波长

104. 黄体酮红外光谱的主要特征有
A. $\delta_{C=H}$(双键)$1615cm^{-1}$
B. $\nu_{C=C}$(双键)$1615cm^{-1}$
C. $\nu_{C=C}$(苯环)$3610cm^{-1}$
D. $\nu_{C=O}$(20位酮基)$1700cm^{-1}$
E. $\nu_{C=O}$(3位酮基)$1665cm^{-1}$

105. 固相萃取法的操作步骤包括
A. 活化
B. 加样

C. 洗涤
D. 洗脱
E. 衍生化

106. 药物中的杂质来源于
    A. 生产所用器皿
    B. 贮藏过程中
    C. 药物氧化、分解产物
    D. 合成中间体、副产物
    E. 异构体

107. 药物杂质限量计算式 $L = \dfrac{C \times V}{S}$ 中各符号的含义为
    A. C 为样品溶液的浓度
    B. C 为杂质标准溶液的浓度
    C. V 为样品溶液的体积
    D. V 为杂质标准溶液的体积
    E. S 为标准品的量

108. 《中国药典》中规定散剂检查的项目有
    A. 粒度
    B. 均匀度
    C. 干燥失重
    D. 重量差异
    E. 卫生学检查

109. 滴丸制备时常用的冷凝液有
    A. 液状石蜡
    B. 虫蜡
    C. 植物油
    D. 甲基硅油
    E. 水

110. 全身作用的栓剂,下列关于基质对药物吸收的影响因素叙述正确的是
    A. 此类栓剂一般要求迅速释放药物,特别是解热镇痛类药物
    B. 此类栓剂一般常选用油脂性基质,特别是具有表面活性作用较强的油脂性基质
    C. 一般应根据药物性质选择与药物溶解性相同的基质,有利于药物溶出,增加吸收
    D. 表面活性剂能增加药物的亲水性,有助于药物的释放、吸收
    E. 吸收促进剂可改变生物膜的通透性,从而加快药物的转运过程

111. 下列关于凝胶剂叙述正确的是
    A. 凝胶剂是指药物与适宜辅料制成的均一、混悬或乳剂的乳胶稠厚液体或半固体制剂
    B. 凝胶剂只有单相分散系统
    C. 氢氧化铝凝胶为单相凝胶系统
    D. 卡波姆在水中分散即形成凝胶
    E. 卡波姆在水中分散形成浑浊的酸性溶液必须加入 NaOH 中和,才形成凝胶剂

112. 增加液体制剂溶解度的方法有
    A. 加热
    B. 胶团增溶
    C. 加助溶剂
    D. 调溶液 pH
    E. 使用混合溶剂

113. 除特殊规定外,一般不得加入抑菌剂的注射液有
    A. 供皮下用的注射液
    B. 供静脉用的注射液
    C. 供皮内用的注射液
    D. 供椎管用的注射液
    E. 供肌内用的注射液

114. 生产注射液使用的滤过器描述正确的是
    A. 垂熔玻璃滤器化学性质稳定,不影响药液的 pH 值,无微粒脱落,但较易吸附药物

B. 微孔滤膜滤器使用时,应先将药液粗滤再用此滤器滤过
C. 微孔滤膜滤器,滤膜孔径在 0.65～0.8μm者,作一般注射液的精滤使用
D. 砂滤棒目前多用于精滤
E. 微孔滤膜滤器,滤膜孔径为 0.22μm 可作除菌过滤用

115. 关于 D 值与 Z 值的表述正确的是
    A. D 值系指一定温度下,将微生物杀灭 10% 所需的时间
    B. D 值系指一定温度下,将微生物杀灭 90% 所需的时间
    C. D 值大,说明该微生物耐热性强
    D. D 值大,说明该微生物耐热性差
    E. Z 值系指某一种微生物的 D 值减少到原来的 1/10 时,所需升高的温度值(℃)

116. 镇痛药物分子中至少应具有的结构和药效基团为
    A. 一个氮原子的碱性中心
    B. 苯环
    C. 苯并咪唑环
    D. 萘环
    E. 哌啶环或类似哌啶环结构

117. 注射剂在灌封前后可在安瓿中通入的常用气体有
    A. 空气
    B. O_2
    C. CO_2
    D. N_2
    E. H_2S

118. 和罗红霉素属于同一结构类型的抗生素有
    A. 麦迪霉素
    B. 克拉霉素
    C. 阿奇霉素
    D. 琥乙红霉素
    E. 克林霉素

119. 喹诺酮类抗菌药的结构类型包括
    A. 萘啶羧酸类
    B. 苯并咪唑类
    C. 吲哚乙酸类
    D. 吡啶并嘧啶羧酸类
    E. 喹啉羧酸类

120. 蛋白质多肽类药物可用于鼻腔给药的剂型是
    A. 散剂
    B. 滴鼻剂
    C. 微型胶囊剂
    D. 喷鼻剂
    E. 微球剂

参考答案

1. D	2. B	3. A	4. B	5. C	6. E	7. D	8. D	9. E	10. E
11. D	12. D	13. B	14. D	15. C	16. C	17. A	18. A	19. D	20. E
21. B	22. D	23. A	24. A	25. D	26. E	27. C	28. D	29. D	30. C
31. B	32. A	33. E	34. C	35. A	36. C	37. E	38. C	39. A	40. C
41. B	42. C	43. E	44. A	45. B	46. E	47. D	48. A	49. B	50. C
51. A	52. D	53. A	54. C	55. B	56. D	57. A	58. B	59. C	60. B
61. E	62. B	63. E	64. B	65. C	66. D	67. A	68. C	69. D	70. C
71. A	72. A	73. B	74. A	75. D	76. C	77. B	78. A	79. E	80. D
81. A	82. C	83. D	84. B	85. A	86. D	87. E	88. B	89. C	90. B
91. D	92. C	93. B	94. C	95. A	96. B	97. A	98. B	99. E	100. D

101. ABD 102. ABD 103. ABCDE 104. ABDE 105. ABCD
106. ABCDE 107. BD 108. ABCDE 109. ACDE 110. ABDE
111. AE 112. ABDE 113. BD 114. BE 115. BCE
116. ABE 117. DE 118. ABCD 119. ADE 120. ABDE

试卷标识码:

国家执业药师资格考试

药学专业知识（一）
押题秘卷（六）

考生姓名：＿＿＿＿＿＿＿

准考证号：＿＿＿＿＿＿＿

考　　点：＿＿＿＿＿＿＿

考 场 号：＿＿＿＿＿＿＿

一、A 型题（单句型最佳选择题）

答题说明

以下每一道考题下面有 A、B、C、D、E 五个备选答案。请从中选择一个最佳答案。

1. 减少分析方法中偶然误差可采用
   A. 空白试验
   B. 加校正值的方法
   C. 对照试验
   D. 增加平行测定次数
   E. 回收试验

2. 测量值 0.0100 中包含有效数字的位数是
   A. 1
   B. 2
   C. 3
   D. 4
   E. 5

3. 常用相对标准差(RSD)来表示
   A. 纯度
   B. 准确度
   C. 相对误差
   D. 限度
   E. 精密度

4. 百分吸收系数的表示符号是
   A. $E_{1cm}^{1\%}$
   B. $[\alpha]_D^t$
   C. A
   D. T
   E. λ

5. 在紫外分光光度法中，供试品溶液的浓度应使吸光度的范围在
   A. 0.1～0.3
   B. 0.3～0.7
   C. 0.3～0.5
   D. 0.5～0.9
   E. 0.1～0.9

6. 用于衡量柱效的参数是
   A. 保留体积
   B. 峰高
   C. 峰宽
   D. 峰面积
   E. 保留时间

7. 用来表示薄层色谱法分离效能的是
   A. $R = 2(t_{R_2} - t_{R_1})/(W_1 + W_2)$
   B. $R = 2d/(W_1 + W_2)$
   C. $R = 2(W_1 + W_2)/d$
   D. $R = (t_{R_2} - t_{R_1})/2(W_1 + W_2)$
   E. $R = 2d/(W_1 - W_2)$B

8. 对于熔点低、受热不稳定及水分难祛除的药物干燥失重，适宜采用的方法是
   A. 常压恒温干燥法
   B. 干燥剂干燥法
   C. 恒压恒重干燥法
   D. 恒压恒温干燥法
   E. 减压干燥法

9. 《中国药典》规定，丙磺舒检查
   A. 含量均匀度
   B. 释放度
   C. 溶出度
   D. 有关物质
   E. 对氨基酚

10. 具有对氨基苯磺酰胺基本结构的药物是
    A. 肾上腺素
    B. 硫喷妥钠

C. 对乙酰氨基酚
D. 磺胺嘧啶
E. 盐酸利多卡因

11. 检查药物中的硫酸盐,适宜的硫酸盐比浊浓度范围是
    A. (10~50μg)/50mL
    B. (50~80μg)/50mL
    C. (0.1~0.5mg)/50mL
    D. (0.5~0.8mg)/50mL
    E. (1~8mg)/50mL

12. 硅胶薄层板使用前在110℃加热30分钟,这一过程称为
    A. 去活化
    B. 活化
    C. 再生
    D. 饱和
    E. 平衡

13. 药物中无效或低效晶型的检查方法是
    A. 熔点测定法
    B. 旋光度测定法
    C. 紫外分光光度法
    D. 红外分光光度法
    E. 高效液相色谱法

14. 国家药品标准中原料药的含量(%)如未规定上限时,系指不超过
    A. 98.0%
    B. 99.0%
    C. 100.0%
    D. 101.0%
    E. 102.0%

15. 用高效液相色谱法检查药物中的杂质时,将供试品溶液稀释成与杂质限度相当的溶液作为对照溶液,测得杂质的限量。此方法称为

A. 内标法
B. 外标法
C. 标准加入法
D. 主成分自身对照法
E. 面积归一化法

16. "精密量取"时应选用的计量器具是
    A. 量筒
    B. 称量瓶
    C. 分析天平
    D. 移液管
    E. 量杯

17. 下列关于膜剂叙述错误的是
    A. 膜剂系指药物与适宜成膜材料经加工成的薄膜制剂
    B. 根据膜剂的结构类型分类,有单层膜、多层膜(复合)与夹心膜
    C. 含量准确
    D. 起效快
    E. 载药量大,适于大剂量药物

18. 滴眼剂的质量要求中,与注射剂的质量要求不同的是
    A. 有一定的pH值
    B. 与泪液等渗
    C. 无菌
    D. 澄明度符合要求
    E. 无热原

19. 适于药物过敏试验的给药途径是
    A. 静脉滴注
    B. 肌内注射
    C. 皮内注射
    D. 皮下注射
    E. 脊椎腔注射

20. 水难溶性药物或注射后要求延长药效作用的固体药物,可制成注射剂的类型是

A. 注射用无菌粉末
B. 溶液型注射剂
C. 混悬型注射剂
D. 乳剂型注射剂
E. 溶胶型注射剂

21. 配制注射液时除热原可采用
    A. 高温法
    B. 酸碱法
    C. 吸附法
    D. 微孔滤膜过滤法
    E. 离子交换法

22. 下列关于冷冻干燥的正确表述是
    A. 冷冻干燥所出产品质地疏松,加水后迅速溶解
    B. 冷冻干燥是在真空条件下进行,所出产品不利于长期储存
    C. 冷冻干燥应在水的三相点以上的温度与压力下进行
    D. 冷冻干燥过程是水分由固变液而后由液变汽的过程
    E. 黏度大的样品较黏度小的样品容易进行冷冻干燥

23. 控释小丸或膜控型片剂的包衣中加入 PEC 的目的是
    A. 助悬剂
    B. 增塑剂
    C. 成膜剂
    D. 乳化剂
    E. 致孔剂

24. 栓剂质量评定中与生物利用度关系最密切的测定是
    A. 融变时限
    B. 重量差异
    C. 体外溶出试验
    D. 硬度测定

E. 体内吸收试验

25. 影响药物制剂稳定性的处方因素不包括
    A. pH 值
    B. 广义酸碱催化
    C. 光线
    D. 溶剂
    E. 离子强度

26. 最适于制备缓、控释制剂的药物半衰期为
    A. <1 小时
    B. 2~8 小时
    C. 24~32 小时
    D. 32~48 小时
    E. >48 小时

27. 通过与物料接触的壁面传递热能,使物料中的水分汽化而达到干燥目的的方法是
    A. 对流干燥
    B. 辐射干燥
    C. 间歇式干燥
    D. 传导干燥
    E. 介电加热干燥

28. 以下不能改善粒子流动性的方法是
    A. 增大粒子大小
    B. 改变粒子形态,接近圆形
    C. 使粒子表面粗糙
    D. 适当干燥
    E. 加入适当助流剂

29. 测定缓、控释制剂释放度时,至少应测定几个取样点
    A. 1 个
    B. 2 个
    C. 3 个
    D. 4 个
    E. 5 个

30. 某药师欲制备含有毒剧药物的散剂,但药物的剂量仅为0.0005g,故应先制成
    A. 10倍散
    B. 50倍散
    C. 100倍散
    D. 500倍散
    E. 1000倍散

31. 下列哪个药物属于头霉素类半合成抗生素
    A. 头孢克洛
    B. 头孢哌酮
    C. 头孢羟氨苄
    D. 头孢美唑
    E. 头孢噻吩

32. 对第八对颅脑神经有损害作用,可引起不可逆耳聋的药物是
    A. 大环内酯类抗生素
    B. 四环素类抗生素
    C. 氨基糖苷类抗生素
    D. β-内酰胺类抗生素
    E. 氯霉素类抗生素

33. 在酸中不稳定,易被分解破坏的抗生素是
    A. 罗红霉素
    B. 红霉素
    C. 阿奇霉素
    D. 琥乙红霉素
    E. 克拉霉素

34. 下列哪项表述与盐酸小檗碱的性质不符
    A. 本品易溶于水
    B. 可被高锰酸钾氧化
    C. 存在三种形式
    D. 以季铵碱式为主要存在形式
    E. 为黄色结晶性粉末

35. 以下与磷酸氯喹不相符的是
    A. 结构中含有一个手性碳原子,临床使用外消旋体
    B. 代谢物 N-去乙基氯喹仍有活性
    C. 易溶于水,水溶液呈酸性
    D. 能有效地控制疟疾症状
    E. 为8-氨基喹啉衍生物

36. 化学结构中含有咪唑并噻唑结构的药物是
    A. 吡喹酮
    B. 乙胺嘧啶
    C. 盐酸左旋咪唑
    D. 阿苯达唑
    E. 甲苯达唑

37. 化学结构如下的药物为

    A. 他莫昔芬
    B. 依托泊苷
    C. 昂丹司琼
    D. 塞替哌
    E. 来曲唑

38. 以下哪个药物不属于烷化剂类抗肿瘤药物
    A. 美法仑
    B. 白消安
    C. 塞替哌
    D. 异环磷酰胺
    E. 氟尿嘧啶

39. 以下与顺铂不相符的是
    A. 化学名为(E)-二氨二氯铂
    B. 高温条件下不稳定,易转化为反式或分解
    C. 在制剂中含有氯化钠
    D. 水溶液不稳定,能水解和转化为无活性且有剧毒的低聚物
    E. 临床用于治疗睾丸癌和卵巢癌的一线药

物,对肾的毒性大

40. 盐酸多柔比星属于
   A. 烷化剂类
   B. 抗生素类
   C. 抗代谢物类
   D. 生物碱类
   E. 金属配合物类

二、B型题（标准配伍题）

答题说明

以下提供若干组考题,每组考题共用在考题前列出的A、B、C、D、E五个备选答案。请从中选择一个与问题关系最密切的答案。某个备选答案可能被选择一次、多次或不被选择。

（41~43题共用备选答案）
   A. 检测限
   B. 定量限
   C. 回收率
   D. 相关系数
   E. 线性回归

41. 一般按信噪比3∶1来确定的是
42. $\frac{测得量-样品含量}{加入量}\times100\%$ 是计算
43. $\frac{测得量}{加入量}\times100\%$ 是计算

（44~47题共用备选答案）
   A. 三氧化二砷
   B. 对氨基苯磺酸
   C. 无水碳酸钠
   D. 重铬酸钾
   E. 邻苯二甲酸氢钾

标定下面滴定液所用的基准物质是
44. 盐酸滴定液
45. 硫代硫酸钠滴定液
46. 亚硝酸钠滴定液
47. 氢氧化钠滴定液

（48~51题共用备选答案）
   A. 高效液相色谱法
   B. 提取中和滴定法
   C. 比旋度法
   D. 非水溶液滴定法
   E. 蒸干溶剂后的非水溶液滴定法

48. 磷酸可待因的含量测定方法是
49. 磷酸可待因片的含量测定方法是
50. 磷酸可待因注射液的含量测定方法是
51. 磷酸可待因糖浆的含量测定方法是

（52~54题共用备选答案）
   A. 对药品贮存与保管的基本要求
   B. 用规定方法测定有效成分含量
   C. 分为安全性、有效性、均一性和纯度等内容
   D. 判别药物的真伪
   E. 记叙药物的外观、嗅、味、溶解度以及物理常数等

52. 检查是
53. 贮藏是
54. 含量测定是

（55~57题共用备选答案）
   A. 0.3~0.7
   B. >1.5
   C. ≤2.0%
   D. ≤0.1%
   E. 0.95~1.05

55. 在高效液相色谱法的系统适用性实验中,除另有规定外,定量分析时,对分离度的要求是
56. 在重复性试验中,对峰面积测定值RSD的要求是
57. 用峰高法测定时,对拖尾因子的要求是

(58～59题共用备选答案)
A. CGE
B. ACE
C. CEC
D. MEKC
E. CIEF

毛细管电泳法中
58. 亲和毛细管电泳的英文缩写是
59. 毛细管等电聚焦电泳的英文缩写是

(60～61题共用备选答案)
A. 氢氧化钠滴定液
B. 亚硝酸钠滴定液
C. 高氯酸滴定液
D. 盐酸滴定液
E. 乙二胺四醋酸滴定液

60. 《中国药典》检查对氨基水杨酸钠中的间氨基酚，采用的滴定液是
61. 《中国药典》对氨基水杨酸钠的含量测定中，采用的滴定液是

(62～64题共用备选答案)
A. TGA
B. DSC
C. DTA
D. CHRSD
E. ODS

62. 差示热分析法的缩写是
63. 热重分析法的缩写是
64. 差示扫描量热法的缩写是

(65～68题共用备选答案)
A. 易炭化物检查法
B. 干燥失重测定法
C. 澄清度检查法
D. 溶液颜色检查法
E. pH值测定法

65. 有色杂质的检查采用
66. 不溶性杂质的检查采用
67. 遇硫酸易炭化的杂质测定采用
68. 水分及其他挥发性物质的检查采用

(69～70题共用备选答案)
A. 取供试品适量，加硫酸溶解后，在365nm紫外光下显黄绿色荧光
B. 取供试品适量，加水溶解后，加溴化氰试液和苯胺溶液，渐显黄色
C. 取供试品，加香草醛试液，生成黄色结晶，结晶的熔点为228℃～231℃
D. 取供试品5mg，加盐酸和水各1mL，加热至80℃，加过氧化氢数滴，即被氧化产生深红色
E. 取供试品0.1g，加水与0.4%氢氧化钠溶液各3mL，加硫酸铜试液1滴，生成黄绿色沉淀，放置后变为紫色

69. 奋乃静的鉴别反应是
70. 尼可刹米的鉴别反应是

(71～72题共用备选答案)
A. 银量法
B. 溴量法
C. 双相滴定法
D. 沉淀滴定法
E. 非水滴定法

71. 苯甲酸钠的含量测定方法为
72. 盐酸去氧肾上腺素注射液的含量测定方法为

(73～75题共用备选答案)
A. 静脉滴注
B. 椎管注射
C. 肌内注射
D. 皮下注射
E. 皮内注射

下述剂量所对应的给药方法是
73. 不超过10mL需用
74. 1～5mL需用
75. 0.2mL以下需用

(76~77题共用备选答案)
  A. 氟利昂
  B. 可可豆脂
  C. 月桂氮䓬酮
  D. 司盘85
  E. 硬脂酸镁
76. 气雾剂中作稳定剂的是
77. 软膏剂中作透皮促进剂的是

(78~80题共用备选答案)
  A. 极性溶剂
  B. 非极性溶剂
  C. 防腐剂
  D. 矫味剂
  E. 半极性溶剂
在液体药剂附加剂中
78. 水可作为
79. 丙二醇可作为
80. 液体石蜡可作为

(81~82题共用备选答案)
  A. 聚乳酸
  B. 硅橡胶
  C. 卡波姆
  D. 明胶-阿拉伯胶
  E. 醋酸纤维素
81. 水不溶性包衣材料是
82. 人工合成的可生物降解微囊材料是

(83~85题共用备选答案)
  A. 对映异构体之间产生相反的活性
  B. 对映异构体之间产生不同类型的药理活性
  C. 对映异构体中一个有活性,一个没有活性
  D. 对映异构体之间具有等同的药理活性和强度
  E. 对映异构体之间具有相同的药理活性,但强弱不同
下列药物的异构体之间
83. 抗组胺药异丙嗪
84. 抗过敏药氯苯那敏
85. 抗生素氯霉素

三、C型题（综合分析选择题）

答题说明
以下提供若干个案例,每个案例下设若干个考题。每一道考题下面有A、B、C、D、E五个备选答案。请从中选择一个最佳答案。

(86~87题共用题干)
维生素C,又称抗坏血酸,它是人体不可缺少的一种微量元素。同时,他还可以作为药物用来防治疾病。专家表明,每天吃新鲜的水果,补充维生素C,会使胃癌、食道癌、结肠癌的发病率大大降低。现在有很多年轻爱美的女性,也会口服维生素C用于美白。下为维生素C钙泡腾片的处方:维生素C 100g,葡萄糖酸钙1000g,碳酸氢钠1000g,柠檬酸1333.3g,苹果酸1L 1g,富马酸3L 1g,碳酸钙333.3g,无水乙醇适量,甜橙香精适量,制成1000片。

86. 可作片剂泡腾崩解剂的是
  A. 羧甲基淀粉钠
  B. 枸橼酸与碳酸钠
  C. 低取代羟丙基纤维素
  D. 聚乙二醇
  E. 预胶化淀粉

87. 该处方使用的是非水制粒法压片,这种方法有利于
  A. 防止维生素C氧化
  B. 促进片剂崩解
  C. 使酸源、碱源充分接触

D. 片剂形成更稳定
E. 制法简单易操作

(88~90题共用题干)
中美史克天津制药有限公司生产的康泰克系列,自上市以来便风波不断。先是被查出含有PPA,会导致出血性中风,被国家食品药品监督管理局强制禁止销售。更改配方后,加入盐酸伪麻黄碱,又以新康泰克的名字上市,不久被查出有不法分子利用盐酸伪麻黄碱制造冰毒。近几年又被查出对乙酰氨基酚含量超标,长期服用会造成肝损伤。

88. 某男60岁,误服大量的对乙酰氨基酚,为防止肝坏死,可选用的解毒药物是
A. 谷氨酸
B. 甘氨酸
C. 缬氨酸
D. N-乙酰半胱氨酸
E. 胱氨酸

89. 近几年,我国逐渐加强了对药品及毒品管制的重视,下列是我国制定的关于药物滥用的法规的是
A.《麻醉药品管理办法》
B. 1961年《麻醉药品单一公约》
C. 1971年《精神药品公约》
D.《1961年麻醉药品单一公约议定书(修正版)》
E. 国家药品食品监督管理局药品标准

90. 麻黄碱是一种中药提取的生物碱,具有镇咳平喘等功效,用于治疗感冒、咳嗽、哮喘等常见疾病。与可待因表述不符的是
A. 吗啡的3-甲醚衍生物
B. 具成瘾性,作为麻醉药品管理
C. 吗啡的6-甲醚衍生物
D. 用作中枢性镇咳药
E. 在肝脏被代谢,约8%转化成吗啡

(91~94题共用题干)
某患者,男,某夜突发哮喘被送入院。诊断为重症哮喘,先静脉滴注氨茶碱,后静注头孢噻肟。治疗一段时间后病情有所好转,出院后医生建议每日使用沙丁胺醇气雾剂预防复发。

91. 氨茶碱静脉注射经3个半衰期后,其体内药量为原来的
A. 1/2
B. 1/4
C. 1/8
D. 1/16
E. 1/32

92. 下列对于氨茶碱的叙述错误的是
A. 磷酸二酯酶抑制剂类平喘药
B. 是茶碱与乙二胺形成的复盐
C. 药理作用来自氨茶碱本身的结构
D. 乙二胺可以增强其水溶性
E. 临床上较常用于治疗支气管哮喘

93. 临床应用的抗生素种类多种多样,头孢噻肟属于头孢菌素类,还有一大类是氨基糖苷类,下列与氨基糖苷类抗生素不相的是
A. 易产生肾毒性和耳毒性
B. 因细菌产生钝化酶,易产生耐药
C. 是由氨基糖与氨基醇形成的苷
D. 代表药物有阿米卡星
E. 易产生再生障碍性贫血

94. 关于气雾剂的错误描述
A. 气雾剂由药物与附加剂、耐压容器和阀门系统组成
B. 两相气雾剂一般为溶液系统
C. 三相气雾剂一般为混悬系统或乳剂系统
D. 气雾剂按医疗用途分为吸入、皮肤和黏膜以及空间消毒用气雾剂
E. 吸入气雾剂主要通过肺部吸收,吸收速度很快

(95~98题共用题干)
某患者,男,40岁,突发脑水肿。被送急诊急救,医生为其注射甘露醇注射液,降低颅内压并防止组织脱水。

95. 甘露醇注射液一般含20%或25%甘露醇,

其为

A. 过饱和溶液

B. 饱和液

C. 未饱和液

D. 等渗液

E. 等张液

96. 静脉注射甘露醇可以产生利尿效果,这是药物的哪种作用机制

A. 作用于受体

B. 影响酶的活性

C. 影响细胞膜离子通道

D. 补充体内物质

E. 改变细胞周围环境的理化性质

97. 甘露醇在作为药物辅料时发挥的作用是

A. 填充剂

B. 黏合剂

C. 润湿剂

D. 崩解剂

E. 润滑剂

98. 下列有关注射剂的叙述,不正确的是

A. 注射剂均为澄明液体,必须热压灭菌

B. 注射剂是指供注入人体的无菌药物制剂

C. 注射剂按分散系统分溶液型、混悬型、乳剂型和注射用无菌粉末四类

D. 注射剂的质量要求包括无菌、无热原、澄明度、安全性、渗透压、pH、稳定性、降压物质八项

E. 注射剂的处方组分通常包括原料药、溶剂及附加剂,生产车间要符合GMP的要求

(99~100题共用题干)

辛伐他丁口腔崩解片额处方:辛伐他丁10g,微晶纤维素64g,直接压片用乳糖59.4g,甘露醇8g,交联聚维酮12.8g,阿司帕坦1.6g,橘子香精0.8g,2,6－二叔丁基对甲酚(BHT)0.032g,硬脂酸镁1g,微粉硅胶2.4g。

99. 处方中起崩解剂作用

A. 微晶纤维素

B. 直接压片用乳糖

C. 甘露醇

D. 交联聚维酮

E. 微粉硅胶

100. 可以作抗氧剂的是

A. 甘露醇

B. 硬脂酸镁

C. 甘露醇

D. 2,6－二叔丁基对甲酚

E. 阿司帕坦

四、X型题 (多项选择题)

答题说明

以下每一道考题下面有A、B、C、D、E五个备选答案。请从中选择二个或二个以上的正确答案。

101.《中国药典》(2010年版)附录的主要内容有

A. 药品通则

B. 通用检测方法

C. 标准规定

D. 检验方法的限度

E. 制剂通则

102. 对于取样正确的描述为

A. 原料药用取样探子取样

B. 应全批取样,分部位取样

C. 一次取得的样品应至少供1次检验使用

D. 取样需填写记录

E. 取样后应混合作为样品

103. 以下为物理常数的是
    A. 熔点
    B. 吸光度
    C. 理论板数
    D. 比旋度
    E. 旋光度

104. 滴定分析中影响滴定突跃(终点判断)的主要因素有
    A. 滴定液的摩尔浓度
    B. 测定组分的摩尔质量
    C. 滴定反应的平衡常数
    D. 确定滴定终点方法的灵敏度
    E. 测试环境的温度和湿度

105. 红外光谱的构成及在药物分析中的应用描述正确的有
    A. 由基频区、指纹区等构成
    B. 不同化合物IR光谱不同,具有指纹性
    C. 多用于鉴别
    D. 用于无机药物鉴别
    E. 用于不同晶形药物的鉴别

106. 体内药物分析采集的样品应具有
    A. 可行性
    B. 可信性
    C. 优先性
    D. 代表性
    E. 典型性

107. 《中国药典》规定限量的残留溶剂是
    A. 四氯化碳
    B. 苯
    C. 三氯甲烷
    D. 正己烷
    E. 甲醇

108. 关于吸湿性错误的叙述是
    A. 水溶性药物均有固定的CRH值
    B. 几种水溶性药物混合后,混合物的CRH与各组分的比例有关
    C. CRH值可作为药物吸湿性指标,一般CRH愈大,愈不易吸湿
    D. 控制生产、贮藏的环境条件,应将生产以及贮藏环境的相对湿度控制在药物CRH值以上以防止吸湿
    E. 为选择防湿性辅料提供参考,一般应选择CRH值大的物料作辅料

109. 关于热原叙述正确的是
    A. 热原是微生物的代谢产物
    B. 热原致热活性中心是脂多糖
    C. 一般滤器不能截留热原
    D. 热原可在灭菌过程中完全破坏
    E. 蒸馏法制备注射用水主要是依据热原的挥发性

110. 对于混悬型气雾剂的处方要求有
    A. 药物无微粒化、粒度控制在5μm以下,一般不超过10μm
    B. 水分含量<0.03%
    C. 抛射剂与混悬药物粒子的密度尽量相等
    D. 增加适量的助悬剂
    E. 选用抛射剂对药物溶解度宜大

111. 关于芳香水剂正确的表述有
    A. 芳香水剂系指挥发性药物的饱和或近饱和水溶液
    B. 浓芳香水剂系指用乙醇和水混合溶剂制成的含大量挥发油的溶液
    C. 芳香水剂应澄明
    D. 含挥发性成分的药材多用蒸馏法制备
    E. 由于含挥发性成分,宜大量配制和久贮

112. 骨架型缓、控释制剂包括
    A. 骨架片
    B. 压制片

C. 泡腾片

D. 生物黏附片

E. 骨架型小丸

113. 微囊的特点有

A. 减少药物的配伍变化

B. 使液态药物固态化

C. 使药物与囊材形成分子胶囊

D. 掩盖药物的不良嗅味

E. 提高药物的稳定性

114. 经皮吸收制剂常用的压敏胶有

A. 聚异丁烯

B. 聚乙烯醇

C. 聚丙烯酸酯

D. 硅橡胶

E. 聚乙二醇

115. 在生产注射用冻干制品时,常出现的异常现象是

A. 成品含水量偏高

B. 冻干物萎缩成团粒状

C. 喷瓶

D. 冻干物不饱满

E. 絮凝

116. 对 β-内酰胺类抗生素有增效作用的是

A. 克拉维酸钾

B. 甲氧苄啶

C. 舒巴坦钠

D. 氨曲南

E. 克拉霉素

117. 阿米卡星结构中 α-羟基酰胺侧链构型与活性关系正确的是

A. L-(-)型活性最低

B. L-(-)型活性最高

C. D-(+)型活性最低

D. D-(+)型活性最高

E. DL-(±)型活性最低

118. 甲氧苄啶与下列哪些药物合用时,可以提高这些药物的药效

A. 四环素

B. 青霉素

C. 磺胺甲噁唑

D. 庆大霉素

E. 磺胺嘧啶

119. 含有嘌呤结构的抗病毒药物有

A. 阿昔洛韦

B. 喷昔洛韦

C. 更昔洛韦

D. 茚地那韦

E. 泛昔洛韦

120. 下列叙述中哪些与枸橼酸乙胺嗪的性质相符

A. 含有哌嗪环

B. 含有吡嗪环

C. 主要用于驱肠虫

D. 是治疗丝虫病的首选药物

E. 对日本血吸虫的作用较强

参考答案

1. D	2. C	3. E	4. A	5. B	6. C	7. B	8. E	9. D	10. D
11. C	12. B	13. A	14. D	15. D	16. D	17. E	18. E	19. C	20. C
21. C	22. A	23. E	24. E	25. C	26. B	27. D	28. C	29. C	30. E
31. D	32. C	33. B	34. A	35. E	36. C	37. E	38. E	39. A	40. B
41. A	42. C	43. C	44. C	45. D	46. B	47. E	48. D	49. A	50. E
51. B	52. C	53. A	54. B	55. B	56. C	57. E	58. B	59. E	60. D
61. B	62. C	63. A	64. B	65. D	66. C	67. A	68. B	69. D	70. B
71. C	72. B	73. B	74. C	75. E	76. D	77. C	78. A	79. E	80. B
81. E	82. A	83. D	84. E	85. C	86. B	87. C	88. D	89. A	90. C
91. C	92. C	93. E	94. A	95. A	96. E	97. A	98. A	99. D	100. D

101. BE	102. ABDE	103. AD	104. ABCD	105. BC
106. DE	107. ABCDE	108. BD	109. ABC	110. ABCDE
111. ABCD	112. ADE	113. ABDE	114. ACD	115. ABCD
116. AC	117. BC	118. ACDE	119. ABCE	120. AD